AF329944

Dᵣ A. MAURICE ✳✠ I. O

SURDITÉ

ET

RÉÉDUCATION AUDITIVE

(Traitement de la surdité chronique par les exercices acoustiques)

SEIZE FIGURES

CHEZ MALOINE
Librairie Médicale
rue de l'Ecole de-Médecine
PARIS

CHEZ L'AUTEUR :
5, Rue de Villersexel
PARIS VIIᵉ

PRÉFACE

Ce travail un peu long pour une étude qui semble au premier abord assez simple a eu une 1re édition dans la Revue hebdomadaire de Laryngologie (n° 15, 16 et 17, des 12, 19 et 26 avril 1913).

Nous avons cru utile de lui faire subir d'assez nombreuses additions au fur et à mesure de notre expérience dans la question. La voie nouvelle que nous nous sommes tracée a été peu frayée et nous observons à chaque pas des choses ignorées ou peu connues dont nous sommes heureux de faire bénéficier nos confrères et nos malades.

Nous demeurons convaincu que la vulgarisation de la rééducation auditive — puisque telle est l'appelation commune employée aujourd'hui — sera de la plus grande utilité pour le traitement de la surdité, affection contre laquelle les auristes ont été véritablement désarmés jusqu'à ce jour.

Ce volume s'adresse plutôt à des médecins qu'à des malades, à nos confrères spécialistes particulièrement, qui y puiseront d'utiles enseignements pour diriger une cure de rééducation, soit qu'ils emploient notre méthode et notre instrumentation, soit qu'ils se bornent à conseiller des exercices rééducateurs avec les moyens dont ils disposent.

Nous espérons mériter de la presse médicale française et étrangère les mêmes éloges qu'ils nous ont prodigués lors de notre 1re édition, éloges dont nous sommes particulièrement fier et dont nous la remercions chaleureusement.

CHAPITRE PREMIER

AVANT-PROPOS

Depuis de nombreuses années nos études nous ont amené à chercher un traitement efficace contre la surdité chronique ; après de nombreuses déceptions nous pouvons prétendre obtenir actuellement des résultats absolument remarquables.

Le nombre des procédés imaginés par les auristes pour traiter cette affection est infini, ce qui prouve bien que le traitement rationnel amenant des guérisons ou du moins des améliorations régulières était à trouver jusqu'à ces derniers temps.

Malgré de louables essais la chirurgie a complètement échoué et certains auristes, absolument découragés, n'accordent plus leur confiance aux divers traitements chirurgicaux.

Mais aussi pourquoi s'être toujours cantonné dans le domaine de l'anatomie et avoir cherché à modifier par des interventions plus ou moins aléatoires les divers organes de l'ouïe ?

L'oreille étant avant tout un ensemble vivant, aux lois complexes, obéissant à la physiologie, c'est à cette dernière que l'on aurait dû s'adresser : on serait ainsi arrivé beaucoup plus vite à s'entendre pour appliquer aux malades un traitement rééducateur ressortissant aux lois de la physiologie.

Etant données nos nombreuses observations sévèrement contrôlées et les données précises sur lesquelles nous basons notre opinion (1), nous pouvons affirmer la puissance de la

---

(1) Notre opinion n'est pas la seule ; aux chapitres XXIV et XXVI le lecteur se rendra compte que les adeptes sont nombreux.

valeur thérapeutique du traitement que nous allons étudier et présenter.

La lecture de ce travail pourra, nous l'espérons, convaincre les plus sceptiques, nous le dédions à nos confrères, spécialistes ou non et tout particulièrement à ceux qui, avant nous, ont cherché à mettre au point cette question si délicate et si difficile du traitement de la surdité : les Politzer, les Urbantschich, les Itard, les Gellé, et tutti quanti, méritent toute notre admiration et notre reconnaissance.

Avant d'entrer dans le corps du sujet nous tenons à donner un sens au mot surdité que nous allons employer fréquemment. Pour nous, surdité est synonyme de dureté d'oreille plus ou moins accentuée, ce n'est ni la cophose totale, ni la surdi-mutité ; nos travaux, nos expériences, nos observations ne portent que sur des sourds qui le sont devenus après avoir appris à parler et qui possèdent encore des rudiments d'audition ; il s'agit donc de cas de surdité acquise. *Dans l'état actuel de la science il n'y a rien à faire s'il y a disparition complète du sens auditif.*

On peut dire, sans être taxé de la moindre exagération, que tous les sourds bénéficient des exercices acoustiques ; les résultats obtenus chez les sourds-muets et un grand nombre de sourds de la guerre — ceci par la simple utilisation de la rééducation vocale — le prouvent sans conteste ; les résultats sont bien supérieurs en appliquant à la surdité acquise une méthode encore plus puissante.

CHAPITRE II

Dans la surdité les désordres fonctionnels
ne sont pas en rapport avec
les lésions anatomiques

Les premiers cliniciens étaient d'avis que toute surdité était due à une lésion anatomique déterminée ; plus la lésion était grave, plus la surdité prononcée. Si nous faisons abstraction de l'état du labyrinthe et si nous prenons deux sourds à labyrinthe normal, un auriste, imbu de ces idées, devra indiquer le degré de surdité d'après le seul examen visuel ou manuel, (aspect du tympan, cathétérisme de la trompe, épreuve de Gellé, etc,)

Nous savons tous qu'il n'en est rien. Nous voyons tous les jours, dans notre cabinet, des sujets qui possèdent des placards énormes de matière calcaires opacifiant leur tympan ; leur audition en est à peine altérée. De même nous examinons des sujets dont la surdité est à la dernière période et qui présentent sur leur tympan des altérations insignifiantes ; peut-être m'objectera-t-on que l'on ne voit pas à l'otoscopie toute l'oreille moyenne, c'est possible. Si l'autopsie permettait de pousser plus loin nos investigations, les lésions que nous rencontrerions ne seraient certainement pas en rapport avec l'état précaire de l'audition. On pourra m'objecter encore qu'on ne voit pas les osselets et que ce sont eux qui sont coupables. Ma réponse est facile : Zimmermann (1) a démontré par des expé-

____

(1) Voir une étude et un résumé de ses travaux par Chauveau : Archives internat. de laryngologie 1913 Tome XXXVI p. 494.

riences très intéressantes que les osselets n'avaient aucun rôle
conducteur, que leur fonction était purement accommodatrice.
Frey (1) de son côté prétend que la chaîne des osselets est un
système rigide. Nous pouvons d'ailleurs donner l'appui de
notre expérience en disant qu'au point de vue des résultats
rééducateurs l'épreuve de Gellé n'a aucune valeur ; l'ankylose
de l'étrier est donc de peu d'importance, dans ce cas il ne peut
s'y produire que des mouvements moléculaires suffisants pour
l'audition.

*Ce qu'il y a de certain c'est le manque absolu de parallé-
lisme entre la lésion anatomique et le désordre fonctionnel.*

Jusqu'à présent la médecine s'est adressée au traitement
organique ; on a voulu mobiliser ou enlever les osselets, amin-
cir, perforer ou supprimer le tympan. On a délaissé le traitement de la fonction auditive proprement dite. Prenons un
malade sourd dont la surdité au début très légère, a progressé
peu à peu ; à l'origine les lésions anatomiques dominaient la
scène ; une légère sclérose des organes conducteurs empêche
les sons d'arriver à l'oreille interne dans toute leur pureté.
Cet affaiblissement de l'ouïe rend l'audition pénible, le malade
placé dans une société se fatigue à écouter, peu à peu il perd
le fil de la conversation, il s'isole auditivement et si on lui
adresse la parole il répond à côté de la question. On sourit,
on le plaisante, on le délaisse ; de son côté il fuit de plus en
plus le travail acoustique en évitant le monde et ses bavar-
dages. L'inattention et la paresse auditive s'installent.

Les malades de cette catégorie sont des *abouliques*, gens
dépourvus de volonté, de caractère ou d'énergie ; ils sont
incapables de tout effort pour écouter ; ce sont des distraits
qui ne prennent pas la peine de suivre une conversation
parce que la fatigue arrive vite, parce que le sujet ne les inté-

(2) Idem. p. 491.

resse pas, parce que, étant un peu durs d'oreille, il leur faut trop de travail intellectuel pour écouter. C'est dans les neurasthéniques et les affaiblis que se recrute cette classe de malades. C'est le contraire que devrait faire le sourd ; son intérêt est de chercher par tous les moyens possibles à réveiller son ouïe et à entretenir ce qui lui reste. Son audition qui commence à être faible, ne fait que diminuer par manque d'usage ; à la surdité par lésion anatomique vient se surajouter la surdité plus grave encore par désordre fonctionnel, par paralysie de l'ouïe ; la surdité augmente car « l'organe auditif, de moins en moins exercé, perd son aptitude à entendre comme un membre longtemps inactif perd son habileté fonctionnelle » (Boulay et Le Mar-Hadour).

Urbantschitsch (1) a remarqué que la surdité unilatérale diminuait l'audition de l'autre côté ; ceci ne peut s'expliquer que par un phénomène nerveux, d'autant plus que nous avons constaté une amélioration de la bonne oreille en ne traitant que l'oreille malade ; par sympathie ou par réflexe le traitement rééducateur s'irradie de l'autre côté.

Une autre classe moins importante comprend les *phobiques*, sourds qui ont peur d'entendre parce qu'ils se figurent ne pas pouvoir le faire ; ils craignent de ne pas comprendre, ils redoutent une conversation comme l'agoraphobique redoute de traverser une rue ; ils ont le « trac auditif ». Qu'ils se départissent un moment de l'angoisse qui les obsède et ils entendront très bien.

Nous avons observé une malade extrêmement nerveuse qui après l'ablation des gros osselets de l'oreille gauche prétendit ne plus entendre ni de l'une ni de l'autre oreille ; elle se figurait véritablement être sourde au point d'abandonner ses occupations et de se renfermer en elle-même, victime de l'obsession de sa surdité. Elle en était arrivée à ne pas répondre au

---

(1) Des exercices acoustiques, p. 99.

coup de sonnette de son mari et cependant, tandis que nous cherchions à la consoler et à lui redonner espoir nous fîmes en sorte de baisser la voix ; cette femme ne perdit pas un mot de notre conversation car son attention auditive était réveillée.

En somme les troubles fonctionnels par inattention, par aboulie ou par phobie reposent sur une lésion organique minime. A l'affection auriculaire vient se surajouter un trouble psychique qui peu à peu prend la plus grande importance : le sujet perd l'habitude d'écouter, il désapprend à entendre. Le défaut d'exercice produit la torpeur acoustique. Dès lors la surdité progressive *ex non usu* est installée car nous tournons dans un cercle vicieux dont le malade ne pourra sortir qu'en réveillant son ouïe par la gymnastique auditive et la rééducation fonctionnelle.

Pour un cas déterminé il est impossible de savoir quelle est la part qui revient au trouble psychique ; on peut toutefois être mis sur la voie du trouble purement fonctionnel par le désaccord qui existe entre le diagnostic de la lésion et l'état de l'audition vis à vis des différents sons, sorte de surdité paradoxale ; ainsi une de nos malades qui percevait la montre à 35ct à gauche et la voix chuchotée seulement à 8ct (1) devait posséder des troubles fonctionnels bien plus sérieux que ses lésions organiques, c'est sans doute l'explication de la rapidité de la cure. Chez ces malades on trouve des trous auditifs plus importants pour le langage que pour des sons continus (montre, diapason, sifflets etc.), certains *phonèmes* sont très mal perçus tandis que d'autres le sont assez bien. Les troubles fonctionnels agissent dans ce cas beaucoup plus sur la compréhension des mots que sur l'audition proprement dite.

La surdité psychique que nous venons de décrire et qui

____

(1) Les mots isozonaux aigus n'étaient même perçus qu'à un cent. du conduit. Voir notre *Traitement de la surdité par la rééducation de l'ouïe*, 1re édition, obs. I.

existe dans des proportions différentes chez tous les sourds, est indépendante de la surdité nerveuse ou hystérique. Dans ce dernier type on admet que la surdité est centrale ; la perception osseuse est défectueuse et souvent ramenée à zéro. Dans la surdité psychique l'état des centres percepteurs peut être en excellent état : le diapason vibrant sur la mastoïde, très bien perçu, réveillerait le sens endormi ; personnellement nous croyons que *le trouble fonctionnel vient se surajouter dans toutes les formes de la surdité, quelles que soient les épreuves du diapason.*

Quelques clients à qui nous proposons la gymnastique acoustique, prétendent qu'elle est inutile puisqu'ils font travailler continuellement leur ouïe du fait qu'ils se servent d'une façon constante de leur oreille. Nous ne croyons guère à l'efficacité thérapeutique des bruits auxquels nous soumettent nos occupations quotidiennes, car nous savons combien est grande la paresse de l'ouïe dès que l'organe est atteint ; toutefois en admettant que ce fut vrai, nous estimons que le sourd ne doit pas se contenter de faire travailler son oreille comme tout le monde, il a l'ouïe malade, il lui faudra une gymnastique spéciale appropriée à son cas, tout comme le massage et l'électricité sont ordonnés au paralytique, la rééducation motrice à l'ataxique.

Les bruits subcontinus d'intensité supportable, la conversation ordinaire suffisent aux gens normaux, une rééducation méthodique et intensive par des exercices acoustiques est indispensable aux sourds.

CHAPITRE III

Tous les sens peuvent s'éduquer et se rééduquer.

Pourquoi vouloir nier à priori que l'on ne puisse rééduquer l'ouïe d'un sourd s'il persiste encore à cet infirme un rudiment d'audition. Toutes les fonctions, tous les sens peuvent se rééduquer ; l'ouie serait-il le seul organe qui ferait exception à cette loi physiologique ?

Nous savons tous que l'usage de mets recherchés crée les gourmets : le négociant en vins qui goûte tous les jours des crus variés, s'affine le sens du goût au point de percevoir des différences insensibles pour un profane dans la qualité de ses achats.

L'individu qui devient aveugle éduque son toucher de façon à suppléer par le tact au défaut de vision ; avec un peu d'entraînement il peut arriver à distinguer la couleur des tissus qu'il touche ; on prétend même qu'il entraîne son ouïe au point de se guider par l'écho de ses pas ; tout le monde a pu remarquer que jamais un aveugle ne butait contre un obstacle. L'œil s'éduque de même chez les hommes de laboratoire faisant usage du microscope. Les ophtalmologistes savent par des exercices appropriés réveiller et augmenter l'acuité visuelle.

Murat et Patissier, dans leur article du dictionnaire en 60 volumes, rapportent l'histoire d'un marin qui, ayant perdu sa femme et se trouvant en pleine mer avec son enfant encore à la mamelle, cherchait à le tranquilliser en lui présentant le sein ; au bout de 3 ou 4 jours, il vit ses mamelles se gonfler et secréter du lait. Humbold, dans son voyage au nouveau continent, a raconté un laboureur, dont les mamelles, dans des circonstances à peu près semblables, se mirent à secréter du lait. Cet homme avait un enfant qui était nourri par sa femme, celle-ci étant tombée malade et ayant dû interrompre l'allaitement, il prit lui-même l'enfant et lui donna le sein. Peu à peu ses mamelles augmentent de volume et sécrétent du lait en quantité suffisante pour lui permettre de nourrir pendant 5 mois (1). A quoi est due cette régénération glandulaire, cette rééducation secrétoire, sinon à l'excitant physiologique de la glande, la succion du nouveau-né ?

Nous savons tous que le sens musculaire et la marche qui en dépend, se rééduque très bien chez les ataxiques. Nous avons traité un sujet qui fut atteint successivement d'agraphie, d'ataxie et de constipation opiniâtre ; une surdité progressive vint se surajouter à cet ensemble effrayant. Il a réappris à écrire, à marcher, et à évacuer spontanément son tube digestif ; une volonté de fer lui a permis de mener à bien ce nouveau travail d'Hercule. Soumis à la rééducation de l'ouïe, il a obtenu un résultat très intéressant en rapport avec son âge et son mauvais état antérieur. (2)

Quels procédés emploie-t-on pour éduquer un sens ? On se sert de son excitant normal : pour le toucher, le contact des corps ; pour le goût, les mets et les liquides savoureux ; pour l'œil, la lecture. Il est donc normal que l'on soumette une oreille malade à son excitant biologique, l'onde sonore.

---

(1) Testut, Anatomie humaine.

(2) Observation publiée dans « Traitement de la surdité par la rééducation auditive ».

CHAPITRE IV

Historique

La science tout comme la nature ne procède pas par bonds
« *Natura non facit saltus* ». Les plus grandes découvertes ne
sont nouvelles qu'en apparence ; des tâtonnements les ont
précédés ; l'inventeur n'est souvent qu'un metteur au point.
Icart a précédé Blériot, Chappe a devancé Marconi ; les uns
et les autres ont leur mérite respectif. Des idées, semées au
hasard, germent, se développent, sont cueillies, rejetées, puis
reprises et remaniées jusqu'au jour où un chercheur acharné
arrache à la vérité son dernier voile.

Il en fut de même en rééducation de l'ouïe. Archigène (1)
au premier siècle de notre ère. recommandait déjà le bruit
violent comme moyen de réveiller le sens émoussé de l'ouïe.
Alexandre de Tralles et Guido Guidi conseillent de raviver et
d'exercer le sens affaibli par des bruits et des cris.

Au XVIIIe siècle Ernaud et Péreire emploient l'un la voix,
l'autre le tube acoustique.

En 1802 Itard fait ses premières recherches sur la question
et remarque que l'excitation répétée de l'oreille par un son en
augmente la sensibilité. Trois ans plus tard il traite six sourds-
muets au moyen de bruits musicaux, sonnette, tambour,
flûte, etc. Les résultats encouragent quelques successeurs,
tels que Valade-Gabel, Blanchet, Deleau, Piroux, Berne.

---

(1) Voir Urbantschitsch : *Des exercices acoustiques* (traduit par
Egger).

Beek écrit en 1827 (1) : « Les sons eux-mêmes doivent servir de moyen pour réveiller, raviver l'activité affaiblie du nerf auditif. Les vibrations produites par les sons sont les irritants les plus exquis pour l'oreille et leur action est nécessaire au réveil du sens ».

Passons rapidement sur Jager, Wolf, Franck, Toynbee, Gallandet etc. pour citer Gellé : «Les ondes sonores sont à l'oreille ce qu'est la lumière à l'œil, ce qu'est l'exercice aux muscles ».

Urbantschitsch, professeur de la faculté de Vienne, a publié sur la question un travail des plus intéressants ; les résultats signalés auraient dû encourager les auristes. Il emploie la voix humaine et le son d'un accordéon. Mais pourquoi comme tant d'autres s'attaquer aux cas les plus difficiles, aux sourds-muets ? Nous comprenons que chez ces infirmes, de l'aveu d'Urbantschitsch, il soit nécessaire d'une patience à toute épreuve pour entreprendre des exercices méthodiques d'audition.

Aujourd'hui, mis à part le Dr Tillot qui se sert d'un cornet acoustique et qui obtient ainsi des résultats brillants, quoique un peu lents, tous les rééducateurs cherchent du côté d'un instrument permettant de produire des sons destinés à suppléer la voix humaine.

Dussaud crée un phonographe compliqué d'un microphone. Rousselot et Natier se servent de la série des diapasons. Marage invente sa sirène à voyelles. Zund-Burguet, Helmorstel etc. emploient l'électrovociphone, appareil microphonique recevant le son de lames vibrantes.

Les auristes sont sur la voie ; continuons sur cette route frayée par des praticiens hardis.

L'idée n'est donc pas neuve ; il a fallu l'appliquer autrement qu'en conseillant aux malades d'acheter un phonographe

---

(1) *Die Krankeiten des Gehörorganes.*

ou de fréquenter les concerts car jusqu'à présent tels furent les avis de beaucoup d'auristes, bienheureux quand ils ne conseillaient pas aux pauvres scléreux de vivre avec leur mal et de ne rien faire. « Puisque le bruit, a dit Lermoyez (1), est le seul remède qui procure aux sourds un soulagement manifeste, traitons-les donc par le bruit. Peu importe l'explication, si la chose est vraie, et elle l'est. » Nous ne saurions mieux dire.

------

(1) Préface de l'ouvrage d'Urbantschitsch, déjà cité.

CHAPITRE V

La rééducation présente deux modalités.

———

Lorsqu'après une longue immobilité vous voulez sortir du lit ou faire fonctionner un membre mis au repos forcé, vous vous sentez impuissant. Un massage ou l'électrisation de vos membres, d'abord, puis de faibles mouvements qui prendront peu à peu de l'ampleur, viendront à bout de votre inertie fonctionnelle ; vos muscles seront rééduqués d'une façon passive par le massage ou l'électricité, d'une façon active par vos mouvements volontaires.

D'où deux rééducations (1), la rééducation passive à appliquer la première et la rééducation active qui aidera au traitement et parachèvera la guérison par un entraînement de tous les instants.

RÉÉDUCATION PASSIVE, KINÉSIPHONIE, MASSAGE SONORE OU MIEUX, MASSAGE PHONOÏDE. — Pour l'ouïe il en sera de même, la rééducation passive sera faite au moyen de vibrations sonores de grande amplitude. Elles produiront un massage puissant de tout le tractus acoustique, cela indépendamment de l'attention auditive du malade. Elles agiront par un mécanisme assez complexe comme nous le verrons plus loin (chap. XV). Pour avoir de l'efficacité ces vibrations doivent atteindre une certaine intensité indispensable, révélée par la pratique (voir chap. X).

La rééducation passive n'est pas une véritable rééducation ; ce terme est certainement impropre, mais nous tenons à le

———

(1) Voir *Gazette des Hôpitaux*, 10 sept. 1912.

conserver car d'une part il est compris facilement et, d'autre part, il n'existe pas de terme médical qui exprime à l'heure actuelle la nature exacte de ce genre de traitement.

Le terme de massage sonore indique d'une façon trop peu précise ce que nous entendons par cette méthode ; il suffit, dira-t-on, pour faire du massage sonore de produire un bruit violent quelconque à proximité de l'oreille ; ceci est complètement faux, la sonorité employée doit posséder des qualités d'intensité, de hauteur et de timbre caractéristiques de la voix humaine, aussi l'expression massage phonoïde semble-t-il mieux convenir. Le Dr Lavrand (1) a employé avec justesse cette expression. Nous ne voulons pas, comme cer'ains, compliquer la chose en l'appelant méthode ou massage électrophonoïde, car l'électricité n'a rien à voir avec le traitement et il se pourrait que l'on puisse imaginer un appareil donnant des sons de même nature sans le secours de l'électricité ; l'expression de massage phonoïde est donc bien suffissante et ne permet pas de se tromper sur le mécanisme physiologique du traitement ; ce n'est pas une méthode électrothérapique, mais plutôt mécanothérapique ou mieux, que l'on m'excuse du néologisme, phonothérapique.

Puisque nous cherchons un mot permettant d'exprimer la nature de ce procédé, nous soumettons à nos confrères le mot « kinésiphonie » qui semble par ses deux composés (*kinésis*, vibration et *phoné*, voix) rendre assez bien ce que nous voulons exprimer.

Rééducation active. — La rééducation active nécessite un grand effort volontaire. La vibration sonore, de quelque source qu'elle vienne, doit être très faible ; le sujet en traitement con-

---

(1) Le Dr Lavrand, Prof. à la Faculté catholique de Lille possède notre instrumentation et a communiqué quelques résultats au Congrès français d'oto rhino-laryngologie de 1913 : *Le massage phonoïde dans la surdité progressive.*

-centrera toute son attention à saisir ce son, le plus longtemps ou le mieux possible.

Le seul défaut de la rééducation active est de donner des résultats très lents quoique réels, et, si l'on n'a pas soin de mesurer exactement l'acuité auditive du sujet en traitement il y a des chances pour qu'au bout de quelques semaines le malade se refuse à continuer son entraînement acoustique. En cela il aurait bien tort, car, sans exercice, son ouïe disparaîtra peu à peu.

Comme nous le verrons au chapitre XIV (Exercices auxiliaires de rééducation) il est extrêmement simple de pratiquer chez soi la rééducation active ; il suffit d'avoir dans son entourage une personne complaisante.

Tous les sourds possédant des troubles fonctionnels indépendants de leurs lésions anatomiques, cet exercice actif, assez pénible d'ailleurs, a pour but de faire travailler les muscles accomodateurs de l'ouïe, l'organe de Corti et les centres percepteurs.

CHAPITRE VI

Surdi-mutité et surdité acquise

La surdité peut se diviser en deux classes distinctes ; la surdité de naissance et la surdité acquise. Dans le premier cas le fait de n'avoir jamais entendu la voix produit la mutité, dans le 2ᵉ cas les sourds savent interpréter les vocables humains et peuvent les émettre. (1)

Cette division est très importante au point de vue du traitement de la surdité ; la même méthode, celle que nous pratiquons si vous voulez, ne peut pas s'appliquer avec autant de chances de réussite dans l'un et l'autre cas.

Le sourd-muet (2) bénéficiera davantage des exercices de rééducation active qui sont appliqués régulièrement dans la plupart des écoles de sourds-muets. L'entraînement par le mode actif forcera l'enfant à écouter et à tendre son audition ; la combinaison de ces exercices acoustiques avec le toucher du larynx et la vue des lèvres permettra une association auditive, tactile et visuelle qui facilitera certainement l'éducation de l'infirme.

Il faut chez les sourds-muets arriver à faire comprendre le sens des vibrations, il ne s'agit pas seulement de réveiller passivement un sens qui est rudimentaire et qui sera toujours tel,

---

(1) Cette division est schématique, une surdité acquise apparaissant dans les 1ʳᵉˢ années de la vie provoque la mutité, bien qu'il ne s'agisse pas de surdité congénitale.

(2) Il s'agit de celui qui perçoit un peu les voyelles, *le sourd complet n'est pas de notre ressort*

malgré les efforts des médecins et des professeurs. Nous prétendons même jusqu'à preuve du contraire, — or les essais nous donnent raison —, que rien ne vaudra la voix nue pour les exercices acoustiques chez les sourds-muets. Aucun instrument ne peut amplifier la voix humaine sans la déformer, aucun instrument ne peut se plier aux multiples intonations, aux variations incessantes d'intensité, de tonalité, de timbre, aucun appareil ne peut aussi bien que le larynx choisir un mot déterminé, le répéter aussi souvent qu'il est nécessaire, et passer à un autre, au choix du maître. La fatigue peut évidemment arriver un peu vite surtout s'il faut parler très fort, mais, dans ce cas, un simple cornet acoustique comme celui de Tillot ou la main faisant porte-voix permet d'amplifier considérablement les vibrations sans trop les altérer. Les microphones, dans ce but, n'ont pas donné grand chose et le phonographe de Dussaud, essayé par Marichelle à l'institut des sourds-muets, a donné des résultats inférieurs à la voix.

L'individu atteint de surdité acquise a certainement besoin d'entraînement actif avec la voix — nous le conseillons à tous nos malades, — mais nous prétendons, avec expériences à l'appui, que le mode passif, décrit et employé par nous et par de nombreux adeptes, donne des résultats autrement rapides et autrement brillants.

Ceci se comprend un peu puisqu'il ne s'agit pas d'apprendre à ces malades le sens des vibrations ; ils possèdent déjà cette connaissance puisqu'ils parlent et, s'ils parlent, c'est parce qu'ils se rendent compte de leurs vibrations laryngées qu'ils interprètent ou qu'ils entendent ; il faut chez ces malades réveiller d'une façon confuse et violente ce qui leur reste d'ouïe ; *ils ne s'entraînent pas à entendre les sons émis par l'appareil, ce sont les sons eux-mêmes qui entraînent passivement leur organe*, qui déclanchent la fonction endormie, qui stimulent leur sens parésié.

Nous nous empressons d'ajouter que nous portons a priori

notre jugement sur le traitement de choix de la surdi-mutité car nous n'avons pas traité suffisamment de sourds-muets pour avoir une opinion fermement assise. L'échec de notre méthode ne nous étonnerait qu'à demi chez ces malades, nous venons d'expliquer nos raisons ; le seul espoir que nous ayons serait d'activer ou d'aider la rééducation classique à laquelle sont soumis ces jeunes gens. La meilleure façon de procéder serait de prendre par exemple une douzaine de sujets, d'en faire deux parts de cas à peu près semblables, de les soumettre tous les douze aux exercices acoustiques habituels et 6 d'entre eux seulement à notre méthode kinésiphonique.

CHAPITRE VII

Principe de notre méthode

« Les ondes sonores sont à l'oreille ce qu'est la lumière à l'œil, ce qu'est l'exercice aux muscles. » Gellé (déjà cité).

« La biologie nous apprend qu'il existe pour chaque organe un excitant particulier qui déclanche sa fonction ; on l'appelle l'excitant spécifique ou excitant adéquat ; c'est la vibration des corps sonores pour l'oreille, les ondes lumineuses pour l'œil, la volonté pour le muscle strié ; nous parlons d'influx nerveux pour les autres. » Zimmern.

Ces citations suffisent, tous les auteurs sont de cet avis. Pour déclancher la fonction auditive ou pour la réveiller nous emploierons nous aussi l'onde sonore.

Voulant améliorer l'ouïe pour l'audition de la voix, nous l'entraînerons au moyen de vibrations ayant le plus de similitude possible avec la voix humaine.

Le premier instrument dont on se servit fut naturellement la voix elle-même ; c'est un instrument malheureusement délicat et imparfait pour la rééducation passive mais qui conserve une grande valeur thérapeutique pour le mode actif. Il n'embrasse pas une étendue suffisante ; il faudrait avoir à son service un jeu de voix considérable, basse, ténor, soprano, etc., de façon à éduquer l'oreille malade pour toutes les voix possibles. On peut remarquer que beaucoup de sujets très sourds n'entendent que la voix de leur conjoint ou de leurs proches, tout simplement parce que leur oreille est éduquée pour leur timbre. En généralisant la méthode, c'est-à-dire en produisant une série de sons, *passant par toutes les vibrations possibles, synthétisant toutes les gammes, tous les timbres, toutes les variétés de voix,* nous pourrons obtenir une rééducation auditive parfaite ; un instrument mécanique est seul capable d'arriver à ce résultat ; telle est résumée l'idée directrice de notre méthode.

Il y a lieu de répondre ici à une objection assez courante que l'on nous pose en nous citant l'exemple des chaudronniers, des téléphonistes, des artilleurs qui sont assourdis par le bruit. Loin de combattre notre théorie elle vient la fortifier ; nous considérons le son comme l'excitant de l'ouïe, or il ne faut abuser d'aucun excitant même physiologique, l'organe excité outre mesure finit par se fatiguer, se déprimer, s'user ; l'entraînement physique exagéré, nous le savons, mène à la consomption et à la tuberculose. Il est nécessaire d'entraîner progressivement un jeune soldat si l'on ne veut pas s'exposer à de graves accidents.

D'ailleurs le son agit défavorablement de 2 façons soit par sa continuité (téléphonistes, ouvriers meuniers) soit par son intensité et sa brutalité (artilleurs, chaudronniers). Dans le 1er cas il y a une usure progressive par le fait que le sujet se défend continuellement contre les sons, c'est un phénomène de défense physiologique ou de fatigue fonctionnelle qui l'amène à la surdité (1) ; dans le second cas il y a souvent

---

(1) Hœssli : (Zentralbl. f. ohr. ; Bd 11 n° 8) a étudié l'action nocive du bruit sur les animaux. En soumettant des cobayes aux vibrations violentes et continues (3 semaines) d'un siflet, d'une sirène ou d'un tuyau d'orgue, il amenait la dégénérescence des cellules sensorielles, des fibres nerveuses et des cellules ganglionnaires avec participation de l'appareil de soutien de l'organe de Corti et des régions avoisinantes. Si on prolonge l'action pendant des mois l'appareil auditif est envahi par des bourgeons de tissu conjonctif. (Voir Archives p. 645, sep. oct. 1913). Faisons remarquer que nous conseillons seulement quelques minutes de traitement par les exercices acoustiques passifs (voir chap. XI).

rupture du tympan,commotion ou hémorragie labyrinthique d'où surdité subite (1).

Partant de ce principe et de la nécessité d'amplifier le son d'une façon puissante et régulière, ceci pour agir passivement sur l'oreille, nous allons voir comment nous avons été amené à la construction de notre appareil ; passons en revue les autres procédés ou instruments employés.

---

(1) Nous avons déjà exprimé cette idée au Congrès de Londres (1913) à la suite de la communication du Pr Gradenigo sur l'action nocive des bruits sur l'oreille.

CHAPITRE VIII

Etude des autres méthodes

Comme nous l'avons dit, la voix conserve sa valeur pour parfaire une cure de rééducation ; elle est l'instrument idéal pour agir selon le mode actif ; on peut, grâce à de grandes variétés dans l'intensité et le choix des mots, passer en revue tous les *phonèmes* et insister sur ceux qui sont les plus mal perçus.

Pour la rééducation passive à la voix, la fatigue arriverait trop vite, d'où l'idée assez juste de l'amplifier par un phonographe (Dussaud),un microtéléphone (Laimé) ou un cornet acoustique (Tillot).

Phonographes. — A) Il est impossible avec un phonographe de faire de la rééducation *active* car 1° les *phonèmes* vocaux sont très mal rendus ; les vibrations rapides ne peuvent pas s'enregistrer en raison de la résistance de la cire, et de la nature de la membrane, les *s,* les *j,* les *ch,* les *i,* donnent des sons que l'on devine et que l'on comprend seulement parce qu'ils sont perdus au milieu des autres ; on ne les entend pas on les invente ; toutes les consonnes sont dénaturées, c'est ce qui explique le nasonnement qui existe surtout pour le récit et moins pour le chant où l'artiste appuie sur la voyelle et glisse rapidement sur la consonne ; cette dernière n'est qu'une articulation, la note se donne sur la voyelle qui est filée plus ou moins selon qu'il s'agit d'une blanche ou d'une double croche. 2° Le nombre de rouleaux étant limité, le malade connaît rapidement par cœur tous les récits de son répertoire, il n'a aucun travail d'attention à produire pour écouter chaque mot ; d'ailleurs si un *phonème* est mal perçu, il invente pour rétablir le sens de la phrase, et ne pouvant revenir en arrière, il lui est impossible de s'exercer pour ce vocable déterminé.

Pour la rééducation active la voix sera donc toujours préférable au phonographe. Les expériences vraiment scientifiques de Marichelle en sont une preuve absolue.

B) Pourra-t-on toutefois employer cet instrument pour le mode *passif*? Je doute fort que l'on puisse régler à volonté l'intensité sonore au moyen de robinets ou par l'adjonction d'un microtéléphone. Avec un robinet placé sur le conduit amenant le son à l'oreille, on pourra diminuer le son, mais je suis certain que jamais le phonographe n'émettra de sons suffisamment intenses pour produire à l'oreille l'ébranlement molaire qui donne la sensation de chatouillement. Au moyen d'un ou de plusieurs microtéléléphones on pourra régler l'intensité en plus ou en moins, mais le microphone viendra ajouter ses déformations aux déformations du phonographe ; le son arrivera encore plus nasillard et plus incompréhensible. D'ailleurs il restera à cet appareil deux inconvénients primordiaux : 1º La difficulté de faire varier dans de grandes proportions la hauteur du son, la seule façon d'y remédier étant de posséder une série interminable de disques, autant posséder alors la série des diapasons, 2º L'impossibilité de produire un son régulier, continu, pouvant varier dans sa tonalité sans le faire dans son intensité. Le son pour agir passivement doit être produit à la limite maximum que peut supporter le malade, il faudra donc ne plus faire varier cette intensité pendant tout le cours de la séance. Le phonographe suit, dans son émission, la propre émission de l'artiste qui selon la phrase parlée ou chantée prononce des syllabes et des *phonèmes* faibles et d'autres très puissants. Les sons faibles n'agiront point sur l'oreille, les forts risqueront par des à-coups douloureux et pénibles, d'assourdir et de fatiguer l'oreille malade qui a besoin d'être entraînée méthodiquement mais non brutalisée sans mesure. (Voir le graphique, page 39).

Microtéléphones. — Les microtéléphones sont destinés dans l'esprit de leurs auteurs à remplacer la voix et à faciliter la lecture que l'on fait au sourd dans une cure de rééducation active. Laimé a créé un microphone dans ce but ; malgré le bon marché de l'appareil nous ne croyons pas que beaucoup de sourds l'utilisent. De deux choses l'une, ou l'on a affaire à un demi-sourd qui comprend suffisamment la voix à faible distance et, dans ce cas, les exercices acoustiques donneront de meilleurs résultats à la voix nue qui sera toujours plus pure et plus harmonieuse, ou nous avons affaire à de grands sourds chez qui il est à peu près impossible de se faire comprendre sans appareil acoustique ; dans ce cas je préfère encore le simple cornet de Tillot.

Veut-on faire avec cet appareil de la kinésiphonie ? Soit, mais alors il ne faut pas prononcer des mots qui brutaliseront l'oreille par l'irrégularité de leur intensité. Nous savons en effet que les différents *phonèmes* sont amplifiés très irrégulièrement ; les voyelles le sont assez bien et les consonnes très mal. Le mot « *papa* » sera entendu… *oua… oua*, ce n'est plus un vocable humain, c'est un aboiement. Dans le mot « *bonté* » nous aurons amplification de la dernière voyelle accentuée et de la dentale explosive T ; *bon* sera à peine perçu, mais *té* frappera d'une façon brutale et dangereuse. (Voir le graphique page 39).

Un appareil de T.S.F. est comparable à un microtéléphone comme résultat thérapeutique, puisque ce sont les vibrations de la membrane téléphonique qui impressionnent celle de notre tympan. Nous conseillons cela comme nous conseillons tout exercice acoustique empêchant la surdité de s'aggraver.

Cornet acoustique. — Le cornet acoustique de Tillot (1) est

---

(1) Péreire, Bezold et d'autres se sont également servis du tube acoustique.

à conseiller pour parfaire une cure, mais nous considérons le procédé comme assez lent. Comme pour le microtéléphone, si on entend la voie nue, inutile de s'en servir, sauf pour faire de l'auto-rééducation *passive*. Dans ce dernier cas le malade s'en servira en parlant d'un côté et en appliquant l'autre à son oreille. Puisque le sourd connaît ce qu'il va se dire, il ne pourra donc pas se faire de rééducation active, il en sera réduit à la kinési-phonie qui, par ce moyen, sera un peu rudimentaire. Cependant nous avons souvent conseillé à des sourds de faire dans leur cornet la lecture à très haute voix, de chanter, d'imiter la sirène etc. ; on arrive avec un peu d'habitude à ébranler assez violemment le tympan, mais quelle fatigue !

Instruments de musique. — Le plus connu est l'accordéon d'Urbantschitsch ; à notre connaissance il est peu employé ; nous le citons comme un essai louable de l'entraînement acoustique par des sons non laryngés.

Cet instrument est utilisé pour obtenir une excitation de longue durée ; outre que la vibration sonore est pourvue d'harmoniques aigus inutiles ou nuisibles, elle manque de variété et d'intensité ; l'auteur réclame en effet une intensité telle que le malade soit encore obligé de prêter quelque attention pour entendre ; c'est donc de la rééducation *active* : avec l'accordéon, instrument d'exercices actifs, l'attention n'est pas soutenue par l'audition de paroles nécessitant un effort pour les comprendre. Enfin lorsque l'on utilise les intensités maxima comme dans notre technique la durée de l'exercice doit être réduite, or l'auteur la réclame longue.

Le Dr Billinkin de Paris qui a utilisé longtemps l'accordéon nous écrit : « Un malade qui n'a pas été du tout influencé par les exercices de l'accordéon fut guéri par votre appareil, cela est absolument incontestable. »

Diapasons. — Par la méthode des diapasons, employé par Rousselot et Natier, en France, le thérapeute pratique les deux variétés de rééducation, mais d'une façon qui ne peut pas donner des résultats rapides. Nous tenons d'ailleurs de la bouche même d'un de ses promoteurs que le traitement dure de 1 à 2 ans. Au moment où le diapason entre en vibrations, si le son est suffisamment intense pour frapper fortement l'oreille, on pratique du massage sonore, un peu faiblement toutefois. Peu à peu le son décroît et pendant un certain laps de temps on traverse une zone neutre qui n'est d'aucune utilité pour le traitement du malade ; le son n'est pas assez fort pour la rééducation *passive* et trop pour la rééducation *active*. Enfin le son s'est éteint presque complètement ; le malade, chronomètre en main, écoute attentivement les dernières vibrations, il concentre tous ses efforts pour saisir l'ultime bourdonnement, il s'entraîne *activement* à percevoir le plus longtemps possible la note perçue naguère quelques secondes seulement.

Il est facile de comprendre que le temps perdu pendant la zone neutre de vibrations, retarde le traitement. (Voir graphique page 39).

Il n'y a de plus aucune ressemblance entre le son du diapason et celui de la voix. Nous verrons plus loin (chapitre XII) la différence essentielle qui sépare les deux sons.

Il est d'ailleurs fort douteux que le diapason puisse communiquer au tympan une vibration molaire énergique. Zund-Burguet qui a d'ailleurs employé cette méthode avec ses maîtres Rousselot et Natier l'a complètement abandonnée pour faire mieux.

Sirènes. — Au premier abord l'usage d'une sirène semble tout-à-fait indiqué pour produire des sons réguliers mais variables à volonté dans leur intensité et leur tonalité. Le réglage malgré tout est assez difficile et sous une même pression ou avec une même intensité électrique (car on fait des sirènes électriques dont le prototype est celle de Weber) les sons aigus sont trop intenses pour être supportés par l'oreille qui tolé-

rait les sons graves ; leur timbre sifllant est très pénible et le
courant d'air gêne certains sourds. Lorsqu'on augmente l'intensité sonore pour faire de la rééducation *passive* on produit
très souvent des sifflements d'oreille et un assourdissement très
persistant; ceci est dû au timbre non phonoïde de l'instrument.
D'autre part il est impossible dans les notes aiguës d'obtenir
l'ébranlement molaire qui donne à l'oreille la sensation caractéristique de chatouillement ou de picotement.

Marage a eu l'idée de fabriquer des disques donnant des
vibrations spéciales qui en passant à travers des résonateurs
bucco-pharyngiens, moulés en plâtre, arrivent à produire des
voyelles. Nous ne voyons pas l'utilité de ces voyelles puisque
c'est à peu près toujours avec la même que le traitement est appliqué, la voyelle A. la plus facile d'ailleurs à produire.

Dans l'appareil de Marage le son de la voyelle apparaît
lorsque le plateau de la sirène tourne à une allure optimum,
autrement dit lorsque l'appareil donne une certaine tonalité.
Dans ce cas si cet auteur veut rééduquer l'oreille pour d'autres tonalités (voix de basse, de ténor, de soprano) il produit
des sons qui s'éloignent d'autant plus d'une voyelle que nous
sommes loin de la vitesse optimum.

Enfin le son émis par la sirène à voyelles est un peu faible;
dans ce cas comment agit-il ? Rééducation *active* ou
rééducation *passive* ? Eveil de l'attention ou massage sonore ?

Nous avons fait quelques essais avec une sirène électrique
construite sur nos indications, nous n'avons pas expérimenté
celle de Marage, nous pouvons toutefois citer le passage suivant d'une lettre qui nous a été écrite par un médecin qui possède une sirène et 2 de nos appareils : « *Die résultate mit dem
Kinésiphone ubertreffen die der Syrene nach meiner Erfahrung
bei Weitem* » (*Les résultats obtenus avec le Kinésiphone dépas-
sent de beaucoup ceux de la sirène d'après ma propre expérience*).

Nous n'étudierons pas ici les essais faits avec d'autres sirènes qu'elles soient à air comme celle de Marage ou électriques comme la vieille sirène de Weber dont quelques auristes se servent aujourd'hui sous un nom différent. Ces instruments ont la qualité incontestable d'être, avec quelques modifications dans la construction, de bons acoumètres, malheureusement un bon acoumètre n'est pas *ipso facto* un bon appareil de rééducation car il faut à l'un et à l'autre des qualités spéciales difficiles à réunir dans un même instrument.

Electrovociphone. — Il nous reste à étudier l'appareil Zund-Burguet que nous croyons bon, à en juger par l'opinion des quelques médecins qui l'ont employé et l'idée que nous nous faisons d'un appareil de rééducation *passive*. Nous devons ajouter toutefois qu'un de ses plus chauds partisans, un de ceux qui prétendaient que, pour le traitement des scléroses de l'oreille, l'appareil était d'une réelle efficacité, a abandonné son usage pour se procurer notre *Kinesiphone*, inutile d'indiquer les raisons, mais nous les croyons d'une certaine importance car ces appareils sont d'un prix assez élevé. Si nous nous reportons aux brevets pris par l'auteur nous voyons qu'il s'agit de lames vibrantes *sonores* dont le son arrive à l'oreille directement ou par l'intermédiaire d'une membrane ou encore d'un microtéléphone.

Les variations de tonalité sont obtenues par le glissement d'une vis platinée le long de la lame « comme le doigt sur une corde de violon ».

Cet appareil produit des sons réguliers et réglables, qui possèdent des harmoniques et sont transmis par des récepteurs téléphoniques.

La sensation de titillement et de chatouillement que l'auteur attribue au courant induit, est due à l'augmentation de l'intensité sonore. On peut l'obtenir avec un microtéléphone quelconque, avec un cornet acoustique, même avec les mains placées en entonnoir devant l'oreille.

CHAPITRE IX

Description de notre appareil le Kinésiphone.

Qu'on ne s'étonne pas des qualités que nous réclamons au son pour qu'il soit utile à une bonne thérapeutique ; le courant faradique pour donner des résulta's heureux ne doit pas s'appliquer au petit bonheur et nous doutons fort que les petites bobines d'induction qu'on trouve dans les bazars puissent égaler la faradisation rythmée des appareils médicaux ; de même il ne suffit pas de faire un bruit quelconque à proximité de l'oreille pour que celle-ci soit favorablement influencée.

L'étude de différents instruments et procédés employés jusqu'à ce jour dans le but de rééduquer l'oreille nous a amené à conclure que l'instrument idéal devait comporter une série de qualités.

1° Il possèdera un clavier permettant de produire toutes les vibrations possibles de 80 à 3500 vibrations doubles à la seconde. C'est le champ vibratoire de la voix humaine. (1)

---

(1) Ces vibrations comprennent les vibrations principales et les harmoniques ; la hauteur du son laryngien évolue en réalité dans une zone plus réduite, 80 à 780 vibrations doubles environ, du fa 1 au sol 4, guère plus de 3 octaves. Le fa 1 est la note la plus grave qu'une basse puisse émettre et le sol 4 la plus élevée d'un soprano. Les vibrations supérieures à 780 sont les harmoniques ; c'est grâce à eux que le son laryngien prend un sens vocal (perception des voyelles ou des consonnes) et un timbre caractéristique. Il s'agit là de la voix chantée. Les vibrations principales de la voix parlée s'étendent dans une zone encore plus réduite, pour l'homme de 100 à 170 v. d. et pour la femme de 200 à 325 v. d. environ ; on voit que la femme parle généralement à une octave supérieure à celle de l'homme.

2° L'onde vibratoire pourra se régler dans tous ses éléments, c'est-à-dire au point de vue de la durée, du timbre, de la tonalité et de l'intensité sonore. Le réglage de chaque oreille sera indépendant.

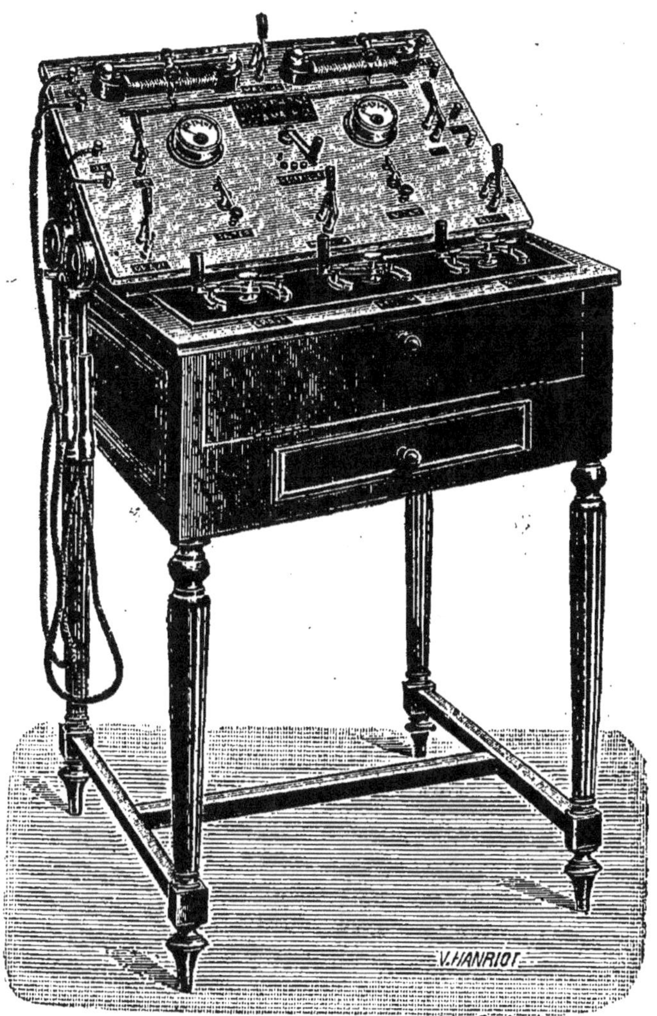

Fig. 1.

Kinésiphone du Dr Maurice. Grand modèle

3° Les vibrations au lieu d'être pures comme celles d'un diapason devront posséder des harmoniques ayant une certaine similitude avec ceux de la voix humaine.

4° L'amplitude des vibrations devra s'élever graduellement au point de faire ressentir à l'oreille traitée un tremblement caractéristique donnant la sensation de chatouillement. (1)

5° Le son devra se produire le plus près possible de l'oreille de façon à ce que la vibration ne soit matelassée que par une faible couche d'air interposée. Rien ne convient mieux que des récepteurs téléphoniques.

6° L'émission des vibrations sera douce, régulière, agréable, sans à-coups, sans grincements, sans « friture » afin de ne pas brutaliser l'oreille par des bruits douloureux ou des secousses pénibles comme il s'en produit quelquefois dans un récepteur ordinaire de téléphone ou de microtéléphone. Toutefois un interrupteur permettra la production d'arrêts réguliers et saccadés dans l'émission du son de façon à secouer et à réveiller la torpeur de l'ouïe à la fin de la séance.

7° Les vibrations ne devront pas être quelconques, se succéder sans ordre et sans régularité comme celles des mille bruits de la nature ou de la rue. Le rythme est nécessaire à toute fonction, c'est le rythme qui apporte à l'organisme, la vie, l'ordre, la mesure, l'équilibre, grâce au rythme cardiaque, au rythme respiratoire, au rythme digestif, etc. La vibration rythmique est aussi nécessaire pour le réveil de l'ouïe que peut l'être la traction rythmée de la langue pour sauver un asphyxié ? Rythme est pour nous synonyme de cadence, de mesure, de régularité, dans le mouvement et le nombre des vibrations.

Nous sommes arrivé au résultat cherché en créant le *Kinésiphone*. Cet appareil produit ses vibrations sonores au moyen de petites lamelles d'acier platiné dont on fait varier la lon-

---

(1) C'est ce que quelques auteurs dénomment le *phénomène dynamique* ; l'augmentation de l'amplitude des vibrations (intensité sonore) explique toutes les sensations perçues. Certains sujets ne peuvent supporter cette sensation sans inconvénient, aussi faut-il un certain doigté dans le traitement (Voir chapitre XI).

.gueur ou la tension au moyen d'une manette, ce qui change la tonalité du son émis. Trois lamelles vibrantes suffisent ; elles diffèrent les unes des autres par l'épaisseur, la longueur, le poids, le tout étant très délicat à déterminer.

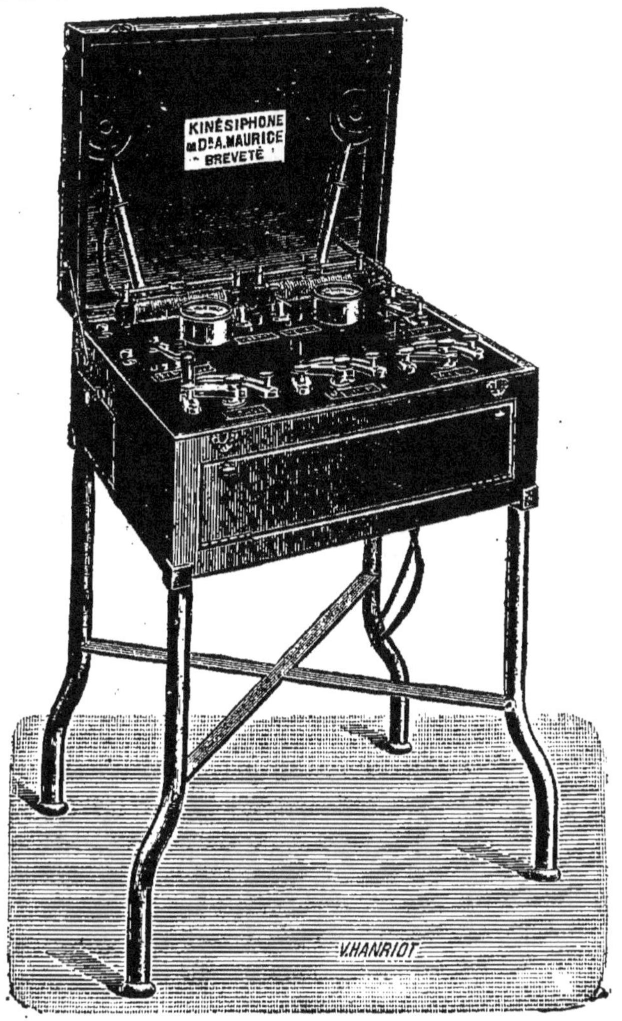

Fig. 2.
Kinésiphone du Dr Maurice. Petit modèle

Ces lamelles mises en marche électriquement au moyen d'un électro-aimant, produisent des interruptions de courant dans un circuit téléphonique.

Les harmoniques sont dûs à la nature du courant utilisé (extra courant ou courant induit), aux phénomènes de self-induction qui se produisent dans les bobines, à la résonance propre du récepteur, aux accords de 2 registres donnant sur le même écouteur, etc...

Des résistances placées sur les fils conducteurs permettent de faire varier l'intensité sonore que reçoit chaque récepteur, ces résistances sont à enroulement visible et sont d'une grande sensibilité ; nous avons délaissé les rhéostats à plots qui donnent un réglage irrégulier de l'intensité à moins toutefois de mettre autant de plots que nous avons de spires, ce qui complique singulièrement un appareil dont le mérite est d'être simple de manœuvre et de construction.

La vibration de la membrane téléphonique donne nettement à la main la sensation de massage,

Nous pouvons au moyen d'une manœuvre et d'un dispositif spécial obtenir des variations dans le timbre ce qui n'avait été obtenu jusqu'à présent dans aucun autre appareil. Or ces variations dans le timbre ont une certaine importance, quoique beaucoup moindre que celles de l'intensité et de la tonalité, puisque, nous l'avons vu, un sujet peut s'habituer au timbre d'une personne et ne comprendre que cette personne ; il est donc utile d'entraîner nos malades pour un nombre illimité de timbres ou si vous le voulez pour un nombre illimité de groupements harmoniques. Il nous est possible par un mélange approprié de vibrations (tout comme un mélange de couleurs) d'obtenir d'immenses variétés, aussi nos sujets compareront-ils le son entendu soit à des bruits musicaux : harmonium trompette, cor anglais, biniou etc. soit à des voix humaines : basse, baryton, soprani, etc (1).

Tillot insiste sur la nécessité d'entraîner l'oreille au moyen

____

(1) Nous nous rappelons une dame qui ne pouvait entendre les sons graves sans s'écrier : « Voilà Chaliapine ! »

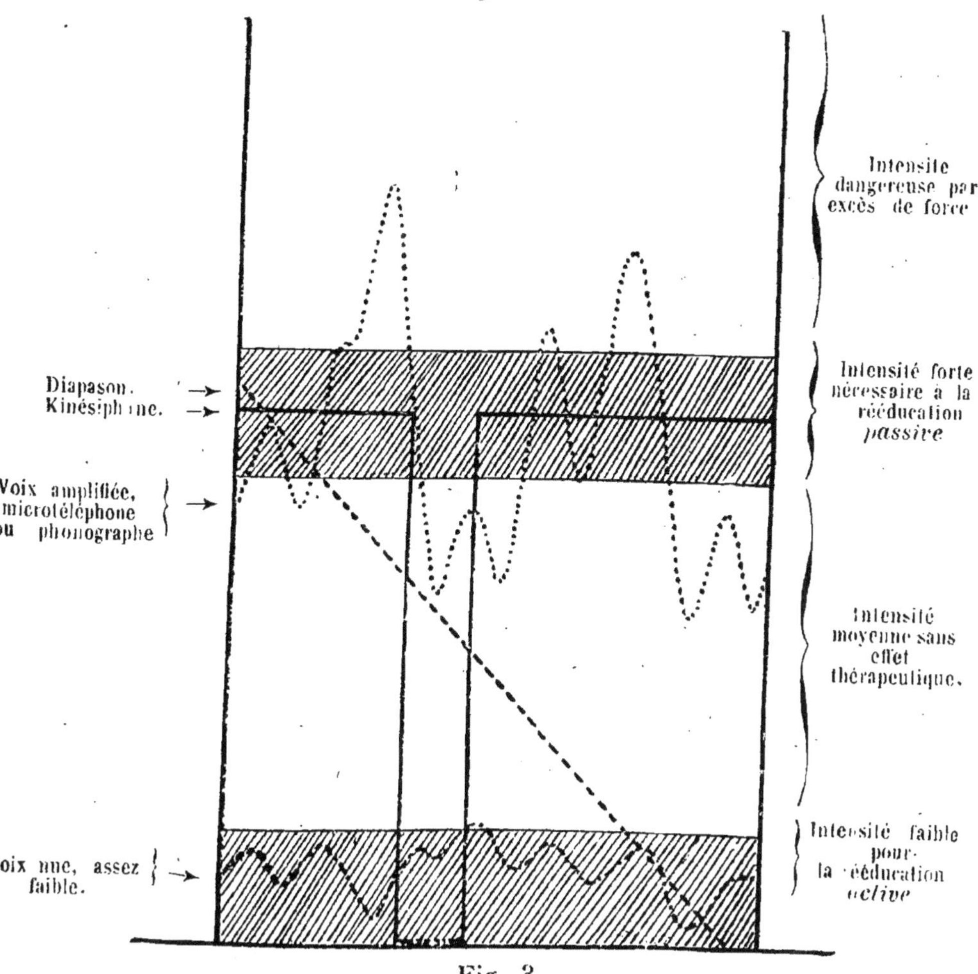

Fig. 3.

Le trait plein ———————— représente la vibration kinésiphonique qui, une fois placée dans la zone utile, variant avec chaque malade et que le médecin doit découvrir, reste constante dans son intensité. La chute brusque indique une interruption, puis une reprise du son. Les variations dans la tonalité n'ont aucune influence sur l'intensité et sur la direction de la ligne.

. Les petits traits - - - - - - montrent la vibration d'un diapason qui commence *forte* pour s'éteindre progressivement. La vibration traverse pendant un temps excessivement court les deux zones utiles.

Le trait pointillé .... indique les irrégularités des *phonémes* vocaux amplifiés par un cornet, un microphone ou un phonographe. Nous voyons les à-coups dangereux qui se superposent d'une façon désordonnée.

Le trait - —— - —— - représente la voix nue émise faiblement ou à une certaine distance du malade ; c'est celle qui est utile pour l'entraînement *actif*.

des sons vocaux mais également au moyen de bruits très divers ; rappelons que le *son* est composé de vibrations *rythmiques*, mais le *bruit* de vibrations *arythmiques*. Avec notre appareil on obtient à volonté la production des sons ou des bruits ; ces derniers sont produits en se servant en même temps de 2 ou 3 registres et en désaccordant les sons obtenus ; les sons vocaux et musicaux se transforment en bruits cacophoniques si on le désire, mais nous n'en reconnaissons pas l'utilité pratique.

Nous avons donné à cet appareil le nom de Kinésiphone en raison des effets obtenus dans le récepteur : effets de massage vibratoire (*kinésis*, vibration) et de rééducation sonore (*phoné*, son).

Sur le graphique ci-contre, (page 39) on peut voir ce qui différencie la vibration kinésiphonique des autres vibrations employées en rééducation.

Les zônes foncées sont celles où la vibration a une action thérapeutique. La supérieure indique l'intensité sonore nécessaire à l'ébranlement kinésiphonique efficace du tractus auditif.

La zône foncée inférieure est celle où l'intensité extrêmement faible agit selon le mode actif.

Les 2 zônes claires sont l'une (l'inférieure) sans effet thérapeutique, l'autre (la supérieure) dangereuse pour l'oreille qui est brutalisée et assourdie.

Les sons que nous percevons dans une conversation ordinaire peuvent se placer dans la zône claire inférieure, c'est pour cette raison qu'*une conversation perçue facilement par un sourd n'est pour lui d'aucune utilité thérapeutique*. Voilà pourquoi nous déconseillons souvent l'usage des cornets acoustiques.

L'intensité sonore nécessaire pour la rééducation *passive*

(zône foncée supérieure) pourrait se comparer à un médicament dont l'effet thérapeutique utile ne serait atteint qu'à la dose de 1 gr. Donnez-en tous les jours 10 centigrammes, vous n'obtiendrez rien, donnez-en 2 grammes, vous empoisonnerez le patient. Hœssli a agi de cette façon pour assourdir les animaux mis en expérience (voir page 25).

CHAPITRE X

Technique de la méthode

Etant données les variations que nous remarquons dans les courbes d'amélioration par le traitement kinésiphonique, nous ne proposons pas d'emblée une cure complète de 30, 50 ou 80 séances, nous tâtons la susceptibilité du sujet par un certain nombre de séances d'essai, une quinzaine en général.

Ces premières séances nous permettent de voir s'il y a un début d'amélioration, s'il est intéressant de continuer et quel est le nombre approximatif de séances nécessaires.

Il faut à tout prix que ces séances soient rapprochées, une par jour au minimum. Le peu qui est obtenu chaque fois se trouve perdu si on laisse l'oreille trop longtemps au repos. Nous refusons de faire un traitement d'essai si le malade ne peut pas venir régulièrement tous les jours.

Il est très fréquent de constater nous-même un progrès sans que le malade s'en aperçoive de son côté. Ce sont les mesures prises soigneusement au début qui permettent de nous faire une opinion. Malgré le découragement que peut éprouver le malade à ce moment, nous le poussons chaudement à continuer ; il se rendra compte plus tard de la justesse de nos mesures et du bien-fondé de nos encouragements.

Après avoir installé confortablement le malade et appliqué à ses oreilles les deux récepteurs, nous envoyons l'intensité minimum sur une note quelconque. En agissant sur les résistances correspondant à chaque oreille nous arrivons à trouver facilement l'intensité la meilleure pour commencer la cure ;

ceci fait, nous produisons tous les sons du clavier kinésiphonique sans changer l'intensité choisie. En principe, on doit pousser le curseur jusqu'au moment où le sujet perçoit une sensation de chatouillement ; si on augmente on produit une sensation pénible, qui peut aller jusqu'à la douleur et l'étourdissement.

Le chatouillement est donc la limite qu'il ne faut pas franchir. Il y a certains malades toutefois qui ne l'éprouvent qu'au bout de quelques séances, d'autres jamais ; cela est dû à l'état du pneumogastrique dont les rameaux auriculaires peuvent être altérés. C'est la vibration molaire (1) qui, transmise à ce nerf, provoque cette sensation spéciale. Comme on le voit le chatouillement n'est pas un phénomène indispensable, c'est une borne indicatrice qu'il ne faut pas dépasser et c'est tout. Certains sujets, même très sourds, supportent mal au début le bruit de l'appareil ; au bout de quelques séances l'ouïe douloureuse disparaît et le traitement n'en agit que mieux. A la fin de chaque séance, le sujet supporte également mieux la vibration ; son oreille s'accoutume, d'où la nécessité d'interrompre par moment la production du son ; une clef de Mors est réservée à cet usage sur l'appareil.

Les premières séances doivent être très douces et très courtes de façon à ne pas fatiguer l'ouïe du malade (2). Comme dans

---

(1) Nous disons bien molaire et non moléculaire, puisqu'on peut l'obtenir quelquefois avec l'électro-moteur de Breitung. Nous l'attribuons à l'excitation du pneumogastrique et non à celle des muscles de la caisse (Raoult) puisque des évidés peuvent la ressentir. D'ailleurs avec un stylet ouaté on la provoque sans titiller le tympan mais en frôlant seulement le conduit, ce qui provoque souvent un petit accès de toux.

(2) La fatigue se manifeste par l'assourdissement prolongé (une heure ou deux après la séance), par l'arrêt dans l'amélioration ou dans la production de petits bourdonnements qui persistent d'une séance à l'autre. Une céphalée consécutive à une séance indiquerait également trop de brutalité dans le traitement.

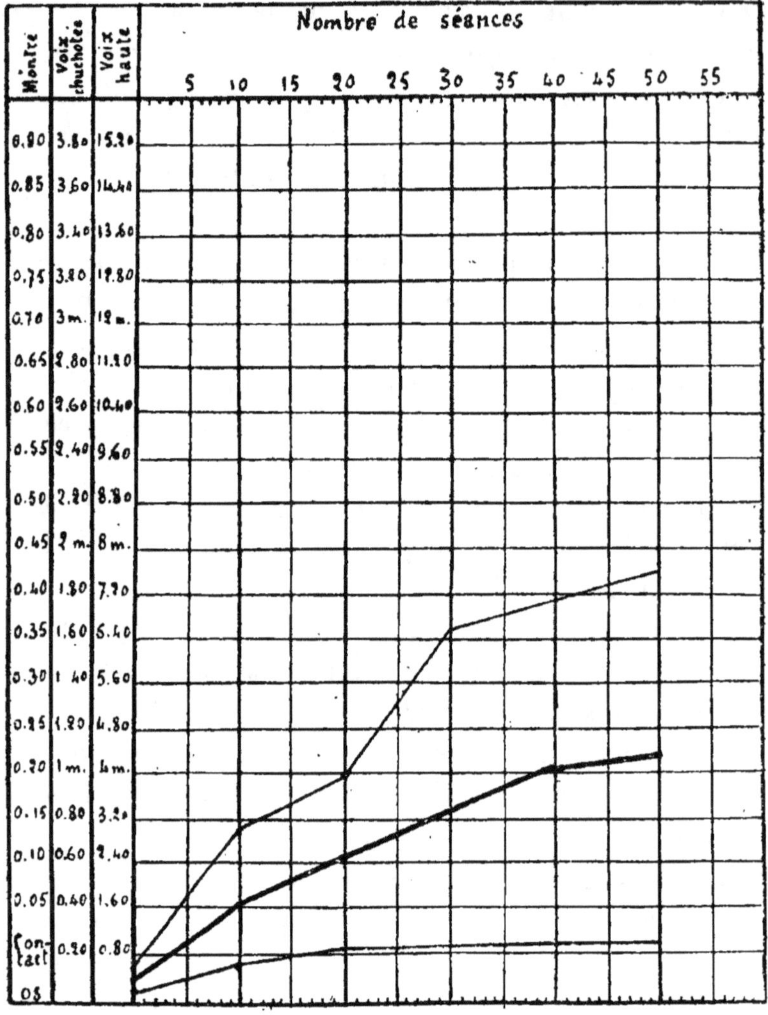

Fig. 4.

Fiche acoumétrique de M. An. 44 ans, atteint depuis 13 ans de sclérose mixte tympano-labyrinthique. Graphique de son amélioration par la voix haute (oreille droite). Le trait supérieur indique la marche de l'audition pour les mots isozonaux graves (mots en *ou*, *o*, *on* etc) de 0, 60 à 7 m. 60 ; le trait inférieur donne la courbe des mots isozonaux aigus (mots en *a*, *é*, *i*, *s*, *ch*, *j*, etc) de 0, 20 à 0, 90 et le trait intermédiaire la moyenne de l'amélioration à la voix haute.

toute gymnastique il ne faut jamais dépasser la mesure. Peu à peu l'on augmentera l'intensité sonore et la longueur de la séance. Chaque séance dure au début de 5 à 6 minutes, à la fin de 8 à 10 au maximum.

Nous faisons en sorte d'exciter l'ouïe pour tous les sons de notre instrument sans chercher à nous arrêter davantage sur ceux qui sont moins perçus et que nous voulons tout particulièrement rééduquer. Le savant abbé Rousselot a fait les mêmes remarques avec les diapasons et nous sommes entièrement de son avis pour la rééducation kinésiphonique.

Lorsqu'il existe un trou auditif complet pour un son, inutile de chercher à le boucher, il est vraisemblable qu'on n'y arrivera pas. Si nous excitons l'oreille pour tous les sons, il est certain que les sons les mieux perçus au début le seront encore mieux à la fin ; parfois même ceux-ci gagnent du terrain plus vite que les autres (1), mais qu'importe si, après la cure, le malade constate une amélioration pratique, amélioration qui portera sur l'ensemble des sons, et qui sera plus manifeste et plus utile pour lui que si nous avions perdu notre temps à lui kinésiphoner le *si bémol* avec autant d'acharnement que d'exclusivité (2). D'ailleurs il faut toujours aller du simple au composé et si quelques rééducateurs, tenant compte de ce précepte, s'étaient adressés à des demi-sourds au lieu de s'attaquer à des sourd-muets, la rééducation serait connue actuellement de tous les auristes et suivie par tous les malades. On améliore d'autant mieux un sujet qu'il est moins sourd (3),

---

(1) Voir l'observation donnée par le graphique (fig. 4) qui montre clairement que le progrès a surtout porté sur le grave.

(2) Dans l'observation rapportée ci-dessus (fig. 4) nous aurions obtenu un résultat très peu digne d'intérêt si nous avions cherché à améliorer l'audition pour l'aigu seulement.

(3) Toutefois comme nous le verrons plus loin il arrive que souvent l'amélioration est d'autant moins constatée par le sujet que celui-ci a un point de départ élevé, c'est-à-dire qu'il entend mieux au début du traitement.

on récupère d'autant mieux l'audition d'un son que la perception du son est meilleure au début du traitement.

Nous avons remarqué quelques cas où l'amélioration, ne
portant que sur les sons graves, produisait une certaine gêne
dans la compréhension de la voix. Ceci se compare à ce qu'é-
prouvent beaucoup de sourds en se servant d'un cornet acoustique ou d'un microtéléphone ; il y a amplification telle des
vibrations graves que le sujet, quoique entendant mieux, ne
comprend plus rien ; il entend beaucoup de bruit et c'est tout.
Le malade en traitement s'habitue au bout de quelques jours
à cette amélioration irrégulière et pour la perception auditive
de l'ensemble il profite de l'augmentation qui n'a porté que sur
quelques sons.

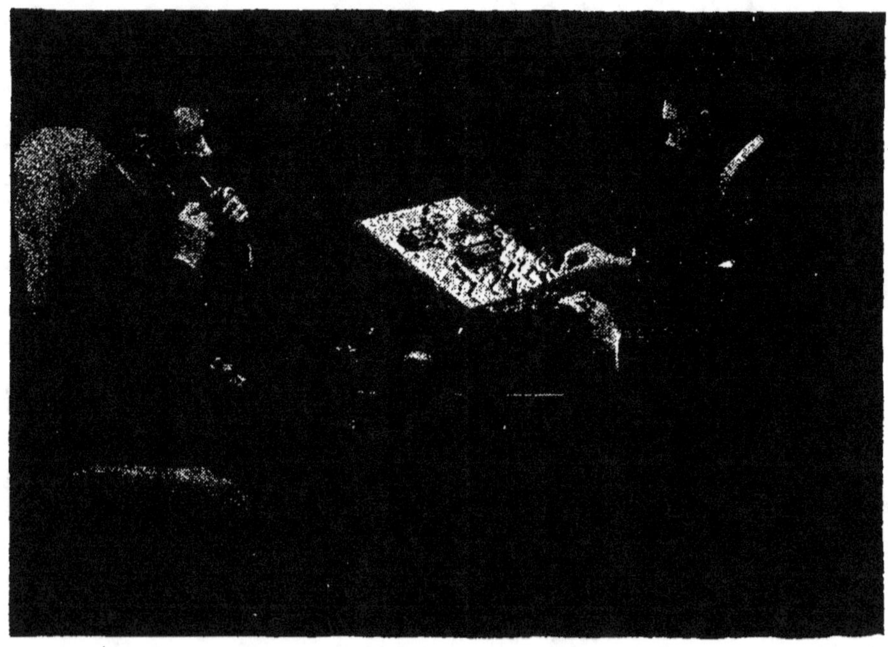

Fig. 5.
Traitement d'un malade

Si un arrêt passager est constaté dans l'amélioration, il n'y
a pas lieu d'interrompre le traitement, sauf s'il est dû à de la

fatigue auditive. La menstruation, l'humidité, un rhume de cerveau, des émotions ou des ennuis peuvent pendant quelques jours enrayer la marche ascendante de la guérison ; ceci n'empêche pas le traitement d'agir, car l'on observe, pendant la huitaine qui suit, la montée plus rapide de la courbe, comme si elle voulait rattraper le temps perdu.

Il y a parmi nos rééduqués des cas particulièrement rebelles chez lesquels il ne faut pas se contenter de la kinésiphonie ; s'ils ont des bourdonnements violents, ils bénéficient de la diathermo-kinésiphonie ou rééducation à chaud (voir chap. XXV) ; s'ils ont des trous auditifs pour certains *phonèmes* nous leur faisons de la rééducation *active* selon les indications données au chapitre XIV ; s'ils possèdent encore leurs osselets et leur tympan, nous leur conseillons la gymnastique musculaire, le massage ou la faradisation. L'association de ces moyens améliore souvent des cas désespérés si le malade y met un peu du sien.

CHAPITRE XI

De la meilleure façon de mesurer
l'acuité auditive

Nombreux sont les instruments que l'on a cherché à créer pour mesurer l'acuité auditive. Le souci des inventeurs était d'avoir un appareil donnant la mesure absolue comme nous avons le mètre pour les longueurs, le gramme pour les poids.

Malheureusement le phénomène de l'audition est chose trop complexe et nous allons voir aisément pourquoi un seul instrument est incapable de nous renseigner.

L'oreille est faite pour saisir tous les sons allant de 16 vibrations doubles à la seconde jusqu'à 32.000. Toutefois un malade ne vient chez l'auriste que lorsqu'il n'entend plus ou qu'il entend mal la voix humaine. Peu lui importe s'il n'a jamais saisi l'ut^2 ou le la^3, c'est la voix de son interlocuteur qui l'intéresse. Il veut donc qu'on lui permette de comprendre ses semblables et le médecin qui le soigne devra pour mesurer son ouïe se servir de la voix ou d'un instrument imitant la voix dans ses modalités, ses harmoniques, ses articulations sonores, ses variétés etc.. Les chercheurs n'ont encore rien trouvé d'aussi parfait que le larynx humain. Un phonographe seul, tournant toujours avec la même rapidité, ayant un style s'enfonçant toujours également dans la cire, serait peut-être l'instrument de choix si l'on pouvait encore lui faire dire au moment voulu le mot choisi avec une intensité mesurable. Nos recherches personnelles se sont orientées dans cette voie, sans que les mesurés acoumétriques prises ainsi nous aient rendu de grands services.

Des auteurs se sont dit que si la voix était un phénomène complexe, il y avait possibilité de la décomposer dans ses éléments, dans ses vibrations ; au moyen de l'échelle des diapasons on peut en effet savoir si telle ou telle note est perçue ou non. Lorsqu'on se livre à de telles recherches l'on remarque chez la plupart des sourds des trous au niveau de certaines notes. Cette constatation est intéressante au point de vue scientifique, mais pratiquement nous estimons que l'importance en est bien peu considérable.

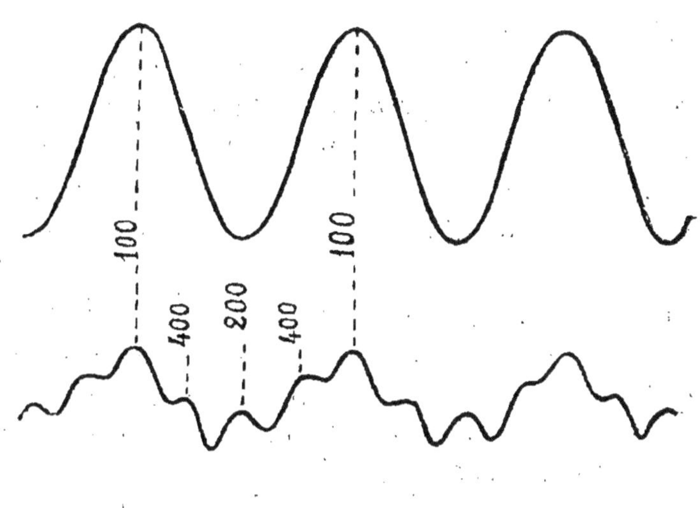

Fig. 6.

Il faut, pour comprendre ce fait, connaître la différence essentielle qui existe entre la voix et un diapason (le diapason étant considéré comme l'instrument type produisant une note pure).

Nous avons inscrit côte à côte 2 tracés, le premier reproduisant celui d'un diapason, le second donnant schématiquement un son complexe quelconque, une voyelle prononcée par un larynx humain. Le diapason donne 100 vibrations doubles à la seconde et la voyelle est prononcée sur la note correspondante à 100 vibrations.

Nous voyons sur le tracé la différence des deux sons ; les vibrations du diapason sont régulières, celles de la voyelle sont plus compliquées ; nous remarquons 3 harmoniques intercalés entre la vibration principale de 100, un harmonique de 200 et deux de 400. Supposons que le sourd examiné entende très bien les vibrations 100 et 400 mais qu'il perçoive mal celle de 200 ; dans ce cas l'audition de ce son complexe ne donnera pas à son oreille la sensation d'une voyelle mais d'un autre son qu'il ne pourra pas interpréter ; *il entendra mais il ne comprendra pas*.

Nous pourrions donner de multiples exemples, celui-ci doit suffire pour faire comprendre que malgré la perfection des mesures instrumentales on ne puisse pas résoudre le problème. Ce simple exposé peut également faire comprendre qu'un malade rééduqué pour l'audition des diapasons peut très bien ne pas l'être pour la voix.

Les appareils à voyelles comme la sirène de Marage, sont à notre avis également insuffisants, car la voix n'est pas composée que de voyelles. Souvent des sourds entendent une voyelle prononcée seule et ne la comprennent plus lorsqu'elle est associée à une consonne.

Devant l'impossibilité d'avoir une mesure absolue de l'audition, ne peut-on pas avoir une mesure relative ? Certainement si.

« En pratique, nous dit Marage, l'acoumètre le plus employé est simplement la voix de l'observateur ; c'est encore l'instrument qui donne *les indications les moins inexactes*. »

Les mesures prises par l'auriste seront évidemment relatives à son accent, à son timbre, au nombre de ses harmoniques, à sa puissance d'émission ; ces conditions restent les mêmes pour le même observateur sauf la puissance d'émission qui peut, avec quelque habitude, très bien se rég'er ; si donc l'observateur constate que le soùrd entend sa voix aujourd'hui à 1 mètre et dans un mois à 10 mètres il n'y a aucun doute sur le progrès. (1)

Pour supprimer autant que possible les chances d'erreur il y a lieu de prendre certaines précautions et de multiplier le nombre des mesures, les erreurs, se répartissant sur un grand nombre d'expériences, sont diminuées d'autant.

L'observateur devra s'entraîner à prononcer les mots en fin d'expiration, au moment où il ne reste dans la cage thoracique que l'air de réserve ; dans ces conditions il est à peu près impossible de forcer la voix et l'on arrive rapidement à régler d'une façon parfaite son émission.

Même si l'observateur ne règle pas très bien l'intensité de son émission, les erreurs sont pratiquement de peu d'importance, car nous l'avons dit, il faut que le malade arrive à entendre au moins 5 fois plus loin pour que l'amélioration soit considérée comme utile ; or nous savons que l'audition diminue comme le carré de la distance, il faut donc pour faire entendre à 5 mètres un son primitivement perçu à 1 mètre seulement que l'intensité soit non pas 5 fois, mais 25 fois plus forte. Il est impossible de parler 25 fois plus fort sans s'en apercevoir ; une erreur du simple au double est déjà facile à être remarquée par un témoin même incompétent. Les mesures à la voix chuchotée (2) et à la voix haute, ceci pour cha-

____

(1) Un sujet qui entend la voix de mesure à 10 mètres peut être incapable d'entendre une conversation à 1m. de distance si l'interlocuteur bredouille, tourne le dos ou parle trop vite. Nous le répétons, toutes les mesures sont relatives.

(2) La voix chuchotée est celle où n'intervient aucune vibration laryngée : seu's sont émis les *formants* qui prennent naissance dans les cavités de résonnance, pharynx, bouche, nez. C'est la voix que l'on emploie lorsque l'on veut parler à l'oreille de quelqu'un sans être entendu d'une autre personne,

que oreille, vous donnent déjà 4 distances. L'on peut en avoir le double en employant la méthode de Zwaardemaker et Quix qui consiste à diviser les mots en *mots isozonaux graves* et *mots isozonaux aigus*. Les uns ou les autres sont entendus différemment selon les malades. Il est facile de prendre ensuite la moyenne de toutes ces mesures. Nous avons employé, au début, ce dernier procédé ; étant donné sa longueur, nous nous contentons maintenant de prononcer des chiffres et de nous rapprocher ou de nous éloigner du sujet jusqu'à la limite de perception.

Nous avons appliqué chez quelques sujets la méthode des mots isozonaux et celle des chiffres, les résultats étant à peu près identiques nous avons choisi la seconde qui est plus rapide.

Il est entendu que quelques malades ont un grand écart dans la distance de perception de certains chiffres ; je suppose que 25 soit compris à partir de 2 mètres 50 et 42 seulement à 1 mètre, nous inscrivons le moyenne 1m. 75. Nous notons les deux distances dans les cas seulement où l'écart est énorme.

On a prétendu que les mesures devaient être prises avec des mots isozonaux dépourvus de sens, car il y a dans le phénomène de la perception de la parole 3 éléments distincts :

1° L'audition proprement dite.

2° La compréhension réelle.

3° La faculté d'invention.

L'audition proprement dite fait dire à nos clients : « J'entends bien, mais je ne comprends pas » Quand on lui dira : « Bonjour » il entendra : on... ou, sans comprendre le mot.

La compréhension lui permet de saisir par l'ouïe les articulations sonores ; le geste, la physionomie, sans parler de la lecture sur les lèvres souvent inconsciente, facilitent la compréhension.

La *faculté d'invention* supplée à la compréhension par le

degré d'imagination du sujet et par la connaissance approximative du mot ou de la phrase que l'on va prononcer. Un de nos clients nous a raconté que lors de son conseil de révision le major lui demanda : « Quel âge avez-vous ? » et il lui répondit sans sourciller « Assez bien ; mais je ne plonge pas. » Le sujet ne s'attendant pas à une demande d'âge avait cru comprendre : « Comment nagez-vous ? » Il est certain que le jeune homme avait *entendu* quelque chose, mais ne l'ayant pas *compris*, ce fut sa *faculté d'invention* qui, à tort cette fois, vint guider sa réponse.

Il ne faut donc pas lire un texte pour se rendre compte de l'audition, d'abord en raison de la faculté d'invention qui rétablit le sens de la phrase, ensuite en raison des écarts considérables entre la perception des différents *phonèmes*. Toutefois l'on pourra utiliser des phrases courtes dépourvues de sens comme : « La table est en marche, la lampe est endormie, le livre digère... etc. » en employant cependant des mots de la langue du patient car nous sommes tous plus ou moins sourds pour une langue étrangère.

La recherche au moyen des mots mono-syllabiques isozonaux dépourvus de sens ou non, est longue, pénible, fastidieuse. L'emploi des chiffres met en jeu la faculté d'invention puisque le sujet s'attend à entendre un chiffre, mais comme cette faculté d'invention n'est pas plus développée 15 jours plus tard lorsque l'on reprend de nouvelles mesures, l'on peut dire que, les conditions restant les mêmes, les mesures seront aussi exactes qu'avec la méthode précédente.

Les explications ci-dessus nous font comprendre que la montre est un acoumètre aussi défectueux qu'un diapason ; nous remarquons très souvent des améliorations très considérables pour la voix et nulles pour la montre ; le contraire est exceptionnel ; une amélioration à la montre s'accompagne normalement d'une amélioration à la voix. Nous pouvons voir sur nos observations les bizarreries des mesures qui sont loin de suivre la même marche chez le même sujet. Remarquez l'observation suivante : (1) Mme Ger. cliente du Dr Hansen de Paris, entendait à droite la montre à 2 cent. et la voix chuchotée à 67 cent., à gauche au contraire la montre à 35. cent et la voix chuchotée à 8 cent. Les chiffres sont inversés et il est à peine croyable que la montre étant très bien perçue à 35 cent. la voix chuchotée ne puisse l'être qu'à 8. La note correspondante à notre montre était très bien perçue tandis qu'il y avait une série de trous dans l'audition qui gênaient la compréhension des mots.

Le Dr L... de Paris (2) a été amélioré à droite pour la montre bien que ce fut sa plus mauvaise oreille, et ne l'a pas été à gauche, tandis que, pour la voix, la progression fut régulière des deux côtés.

Mlle Cl... (3) cliente du Dr Dufour de Paris a présenté quelque chose d'extraordinaire pour un non initié. Le traitement est arrivé au bout de quelques séances à lui permettre d'entendre le tic-tac d'une pendule qu'elle ne percevait plus depuis longtemps. La sonnerie au contraire d'une tonalité plus élevée n'était pas entendue au grand étonnement de son entourage. Peu à peu l'audition du tic-tac s'améliorant, elle le percevait à 2 mètres tandis que l'oreille collée à la pendule ne permettait pas d'entendre la sonnerie autrement puissante. Un beau jour la sonnerie se fit entendre un peu ; quotidiennement il y eut amélioration, mais, chose bizarre, tandis que l'amélioration se faisait pour le bruit de la sonnerie, il y avait stationnement à 2 mètres pour le bruit du tic-tac. Vous voyez d'ici combien nos mesures eussent été inexactes si nous nous étions servis pour mesurer le progrès de la cure, soit d'un tic-

---

(1) Voir Dr MAURICE. *Traitement de la surdité par la rééducation de l'ouïe.* 2e édition obs. 8. Chez Maloine.
(2) *Id.* obs. I.
(3) *Id.* obs IX.

tac de pendule, soit d'une sonnerie, soit d'un diapason ou de tout autre acoumètre.

Un autre malade Mr W... (1) a stationné pendant un mois sur les mots isozonaux aigus tandis que l'amélioration progressait régulièrement pour tous les autres sons. Enfin un jour le déclanchement se produisit également pour l'aigu qui se mit à rattraper rapidement le grave.

Une cause d'erreur dans tous les procédés de mensuration est l'impossibilité de se rendre un compte exact du retard à la perception. Tous les sourds ont remarqué qu'ils comprenaient souvent une question avant qu'on la répète et bien qu'ils aient répondu : « Que dites-vous ? » Ce retard qui porte sur une phrase, porte également sur toutes les syllabes, d'où la nécessité d'articuler très lentement plutôt que de parler fort. Le traitement kinésiphonique diminue très notablement le retard à la perception, en stimulant la paresse des centres et la conductibilité des nerfs, aussi arrive-t-il qu'un malade soit satisfait des résultats sans que les mesures indiquent une grosse amélioration, car les mesures pratiquées avec des chiffres ne nous donnent pas le degré de ce retard.

Dans certains cas très rares le retard à la perception n'est pas diminué par le traitement, et l'on peut noter une grosse amélioration dans les mesures, tandis que le malade a toujours quelques difficultés à saisir une conversation suivie, dans ce cas il y a intérêt à pousser le malade aux exercices auxiliaires (voir chap. XIV).

____

(1) Id. Obs. XIV.

CHAPITRE XII

Résultats pratiques.

Ne voulant pas mener sur notre méthode de rééducation une campagne de bluff qui pourrait induire nos confrères en erreur, nous désirons mettre au point les résultats vraiment pratiques.

Malgré nos efforts il restera des incurables, nous sommes heureux d'avoir pu en diminuer le nombre.

Il ne s'agit pas d'aligner des chiffres impressionnants, il faut que le malade ressente lui-même les bienfaits de la méthode ; nous avons dit quelque part, qu'un sujet éprouvait une amélioration manifeste lorsqu'il entendait 5 fois plus loin qu'au début ; ce chiffre 5 est une moyenne, car nous avons vu des malades ressentir plus tôt les bienfaits de la rééducation, d'autres au contraire, malgré la précision de nos mesures. ne ressentaient rien avant 6 à 8 fois la distance du début. Tous sont enchantés et heureux lorsqu'on arrive au multiple 10. Soit un malade entendant à 1 mètre la voix haute au début du traitement, il se rendra compte du résultat en entendant à 5 m. et sera très heureux en entendant à 10 m.

Ces multiples s'appliquent aux distances moyennes. Si un malade n'entend qu'à un cent., il lui faudra au moins entendre à 20 pour qu'il s'en aperçoive, soit le multiple 20. Si le sujet entend au début à 5 m. il suffira qu'il passe seulement à 10 ou 15 m. pour s'en rendre compte, soit le multiple 2 ou 3. Le multiple doit donc être d'autant plus élevé que la distance est plus faible. Nous donnons ci-dessous quelques explications permettant de comprendre le désaccord qui existe parfois entre le résultat constaté par le médecin et celui accusé par le malade.

Première explication. — De même que la surdité vient progressivement, sans que le malade s'en aperçoive, et cela nous le constatons quotidiennement, de même l'amélioration ne se fait pas en un jour ; peu à peu le sujet s'habitue à mieux entendre ; son entourage, peu observateur, a de la tendance à abaisser la voix pour moins se fatiguer ; les conditions de perception des bruits et de la voix n'étant pas toujours strictement les mêmes, le malade ne peut apprécier facilement les progrès réalisés. Seules, quelques personnes qui n'ont pas vu le sourd depuis longtemps, lui remontent le moral en constatant qu'il se fait moins répéter ou qu'il ne faut pas crier aussi fort. Le père et la mère ne voient pas grandir leurs enfants, nous ne voyons pas au printemps les feuilles pousser rapidement ; restons 8 jours sans regarder un arbre nous serons au contraire émerveillés de le voir tout verdi.

Si le sourd ne se rend pas compte des progrès de sa maladie, comment veut-il percevoir un faible mieux ? On remarque ses malheurs mais bien rarement son bonheur, les sourds améliorés n'ont pas d'histoire, tout comme les gens et les peuples heureux. La faculté d'observation n'est pas un don extrêmement commun, peu de personnes s'observent scrupuleusement.

Contrairement à la rééducation, un cathétérisme de la trompe pourra donner subitement une amélioration minime et le malade s'en apercevra, car elle se produira instantanément. Nous savons tous d'ailleurs que l'amélioration est souvent subjective ce qu'il est facile de constater en mesurant l'ouïe ; indépendamment du phénomène subjectif qui existe pour tous les procédés, il y a la sensation de fraîcheur dans la caisse, sensation qui semble produire un dégagement trompeur.

Qu'on nous permette de comparer l'intensité de perception sonore à l'intensité de perception lumineuse. Si au même moment nous montrons à un sujet deux rouges de teinte assez voisine, il fera aussitôt la différence. Si on lui en montre un rouge aujourd'hui et l'autre dans un mois, il lui sera difficile de faire la différence. Il en sera de même de l'audition des sons d'où *l'utilité d'obtenir une amélioration très importante ou très rapide* pour que le malade s'en aperçoive.

Deuxième explication. — Un phénomène très important qui nuit à la constatation de l'amélioration auditive, est ce fait fréquent que beaucoup de sourds lisent sur les lèvres, ceci sans s'en rendre compte. Une partie des sons arrive à leur oreille et ils suppléent par le regard aux vocables mal perçus. Demandez-leur s'ils entendent ou s'ils voient, ils répondront invariablement qu'ils entendent car ils ne savent pas faire la part qui revient à l'œil et celle qui revient à l'oreille ; pour eux le résultat est le même, ils comprennent l'interlocuteur ; pour le physiologiste qui dissocie les deux phénomènes, il y a une différence ; il en est de même pour l'auriste rééducateur, car la rééducation va améliorer la compréhension auditive mais non pas la compréhension visuelle.

Supposons un sujet comprenant la conversation à 3 m., ceci en regardant l'interlocuteur, tandis qu'en réalité il n'entend qu'à 50 cent.. Si la rééducation porte à 2m50 la distance de perception auditive, il aura une amélioration réelle mais pratiquement il ne comprendra pas à plus de 3 m. et pour lui le résultat sera nul. A 4m. il ne percevra rien puisque ses yeux ne lui permettent pas de lire sur les lèvres à plus de 3 m. et que son oreille ne lui permet d'entendre qu'à 2 m. 50.

S'il s'agit d'un enfant en traitement les parents diront qu'il n'entend pas mieux lorsqu'on a attiré son attention, mais qu'il est moins distrait, qu'on est moins obligé de répéter quand on l'appelle ; ceci est facile à comprendre : si l'enfant est occupé à faire un devoir sans voir l'interlocuteur, il répond plus facilement à un appel ; si on lui parle à ce moment, il semble qu'il n'entend pas mieux, car il continue à lire inconsciemment sur les lèvres. Mme P... (1) n'avait jamais remarqué que sa fille lisait sur les lèvres ; elle me déclarait seulement que son enfant était très distraite et qu'il fallait l'appeler plusieurs fois pour se faire écouter ; quand sa jeune demoiselle le voulait, ou plutôt *quand elle regardait*, elle entendait très bien ; une expérience concluante fit comprendre la chose ; placé à 4 m. je demandais à l'enfant, en voix chuchotée et en cachant ma bouche : « Quel âge avez-vous ? » Aucune réponse ; je montre mes lèvres, je répète et aussitôt la jeune fille répond : « Onze ans et demi ! »

Mme O. L. adressée à nous par le Dr Bellin de Paris, entendait au début la voix haute de mesure à 57 centim. (moyenne des 2 oreilles). Avec une telle audition qui la plaçait dans la 3me zône (*zône d'une conversation tenue près de l'oreille*, voir *plus loin* notre 3me explication), elle ne pouvait comprendre facilement un interlocuteur que grâce à la lecture sur les lèvres et, de fait, elle prétendait entendre très bien sauf dans l'obscurité. Pour que le traitement lui donnât une amélioration pratique il aurait fallu arriver à la 5me zône (*zône de perception des conversations générales à faible distance*, voir la 3me explication), or malheureusement pour elle, quand elle se décida à interrompre le traitement elle n'était arrivée qu'à 3 mètres 75, dans la 4me zône (*zône de perception des conversations privées*). Il lui semblait qu'elle ne comprenait pas mieux un interlocuteur tandis qu'elle ne pouvait pas encore suivre une conversation générale ; l'amélioration importante de 0m57 à 3m75 était donc pour elle de peu d'utilité pratique. Le seul bénéfice qu'elle accusait était d'entendre beaucoup mieux lorsqu'on lui parlait, les lumières étant éteintes. Si cette dame continue à se servir de la lecture sur les lèvres, nous sommes à peu près persuadé qu'elle rechutera ; cette rechute

---

(1) Dr MAURICE. — *Traitement de la surdité*. Déjà cité, obs. II.

sera d'autant plus rapide qu'elle ne continuera pas à entretenir son ouïe par la *rééducation active* et même périodiquement par de la *rééducation passive*.

Troisième explication. — Nous avons classé les surdités d'après la nature de l'affection, nous pouvons classer les sourds d'après le degré de leur infirmité. Chaque sujet sera placé dans une des zônes ci-dessous indiquées. Pour que le malade ressente une amélioration il faut qu'il passe d'une zône dans une autre.

Il est pratiquement très difficile de placer un sourd dans telle ou telle zône, car la perception des différents *phonèmes* vocaux est tellement variable qu'aucune mesure n'est précise, aucun schéma exact. Si les zônes auditives étaient aussi bien déterminées que le dit Marage, il y a des cas ou une amélioration très minime procurerait un soulagement manifeste. Ce qu'il y a d'incontestable c'est que certains sourds sentent très vite leur progrès et d'autres avec une lenteur désespérante.

Il y a des cas ou malgré une courbe nettement et régulièrement ascendante, l'amélioration n'a été remarquée par le malade ou par l'entourage, que vers la 30e ou 40e séance ; c'est à ce moment sans doute que le sujet a franchi une zône.

A notre avis le point de séparation de deux zônes est tellement imprécis que nous admettons l'existence de zônes neutres, dans lesquelles le progrès, quoique réel, n'est pas ressenti par l'intéressé.

Pour schématiser un peu les zônes de l'ouïe et les zônes neutres, nous indiquons des chiffres qui représentent la distance de perception de notre voix telle que nous l'employons pour mesurer à la voix haute : mots ou chiffres prononcés assez lentement et bien articulés. (Voir chapitre XI).

Nous commençons par les surdités les plus graves.

1re zône : Le malade ne comprend pas du tout la voix.

1 *bis* : zône neutre : de la 1re zone à 1 centimètre.

2e zône : Le malade ne comprend la voix qu'avec un cor-

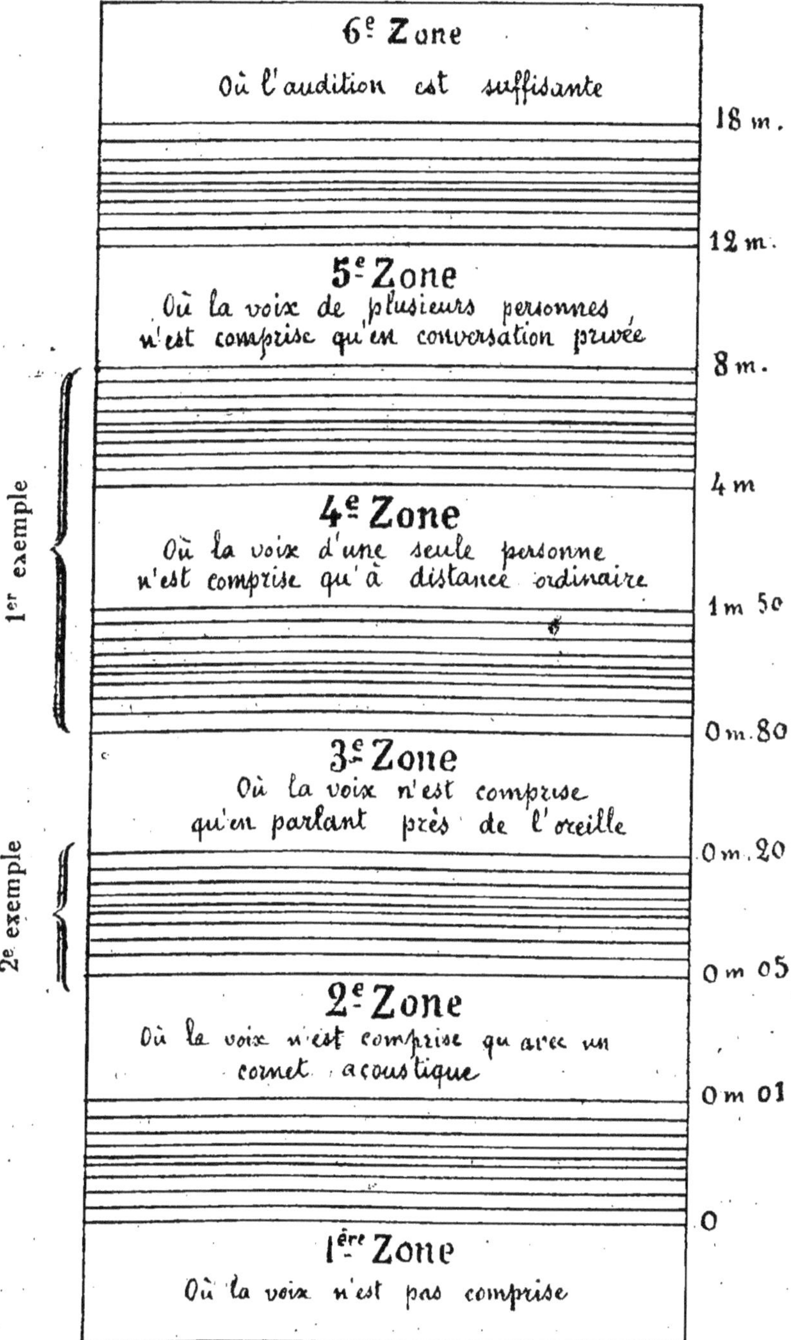

Fig. 7. — Schéma des zones auditives.

net acoustique. Il entend la voix de mesure entre 1 et 5 centimètres.

2 *bis* : zône neutre : de 5 à 20 centimètres.

3e zône : Le malade ne comprend qu'en lui parlant près de l'orcille. Il entend la voix de mesure entre 20 et 80 centimètres.

3 *bis* : zône neutre : de 0, 80 à 1 m. 50.

4e zône : Le malade ne comprend qu'une seule personne parlant à la fois, articulant bien et placée à une distance ordinaire. Il entend la voix de mesure entre 1 m. 50 et 4 mètres.

4 *bis* : zône neutre : de 4 à 8 mètres.

5e zône : Le malade entend toutes les conversations privées non générales. Il entend la voix de mesure entre 8 et 12 mètres.

5 *bis* : zone neutre ; de 12 à 18 mètres.

6e zône : Le malade a recouvré l'ouïe suffisamment pour n'être pas gêné en conversation générale, ni au théâtre, ni dans les concerts et conférences. Il entend la voix de mesure à plus de 18 mètres.

Prenons cette classification et nous verrons qu'un sujet entendant au début la voix à 0 m 80 et l'entendant à la fin à 8 mètres, peut, à la rigueur, ressentir peu d'amélioration. Il est toujours dans la 4e zône, les 2 zônes neutres franchies par lui n'ayant pas grande importance ; s'il arrive à entendre à 10 mètres, soit 2 mètres de plus seulement, il accusera nettement un mieux (voir la fig. 7, 1er exemple).

De telles explications feront comprendre la difficulté de contenter certains sujets ; incontestablement ces malades améliorés sont de bonne foi, pratiquement ils ne ressentent pas les bienfaits de la méthode.

Empressons-nous d'ajouter que ces cas sont rares et sont compensés par les malades qui, dès les premières séances, sentent nettement leurs progrès ; ceci peut se produire chez un sujet gagnant de 3 à 22 cent., il n'aura guère franchi qu'une

zone neutre, mais en réalité sera passé d'une zône à une autre, de la 2ª à la 3ᶜ (voir la fig. 7, 2ᵉ exemple).

Les distances que nous donnons pour chaque zône corres-
pondent évidemment à l'intensité de notre émission et à l'audition de chiffres ou de mots de 2 ou 3 syllabes. Elles ne peuvent pas être absolues. Le retard à la perception dont il faut
tenir compte, modifie quelquefois le classement. Prenons un
sujet qui entend la voix de mesure à 2 mètres ; il devrait se
trouver dans la 4ᵉ zone ; s'il a beaucoup de retard à la perception il peut en réalité se trouver dans la 3ᵉ, s'il n'en a pas du
tout, il sera au contraire dans la 5ᵉ. Il est facile de comprendre qu'un acoumètre, fut-il à voyelles, ne peut pas permettre
de déterminer exactement la zone auditive ; une longue pratique en est seule capable.

Au début où nous faisions de la rééducation, nous étions
très heureux de soigner des malades placés dans la 4ᵉ ou 5ᵉ
zone, pensant obtenir des résultats brillants et rapides. Si en
réalité le sujet s'améliore d'autant mieux qu'il est moins sourd,
pratiquement il s'aperçoit d'autant moins de son amélioration
qu'il entendait mieux auparavant. Il n'obtient pas une résurrec-
tion de l'ouïe comme dans les cas graves, il n'obtient qu'une meilleure audition qui se caractérise par des nuances peu sensibles,
comme de la clarté plus nette dans les sons. S'il n'est pas très
observateur il lui est difficile de se rendre compte de ses progrès.

Les grands sourds sont plus observateurs parce qu'il ne
s'agit pas de degré dans leur ouïe, ce sont des bruits nouveaux
qui se révèlent petit-à-petit ; la joie de ces rééduqués n'a plus
de bornes, c'est la sonnette de leur appartement, un autre
jour le piano de leur voisine, le cri d'un camelot, le sifflet d'un
gamin, le ronron d'une automobile ; c'est un déluge d'explications sur le progrès qu'ils ressentent et le médecin au cœur
sensible ne peut que participer à la joie intense de ces déshé-
rités renaissant à la vie.

Une amélioration portant de 5 à 25 cent. fait passer ces sujets d'une zone dans une autre ; le service rendu est intéressant sinon considérable, beaucoup de sourds s'en contenteraient.

Il y a lieu d'observer également que lorsqu'un sourd léger vient nous trouver en entendant la voix à 15 m. nous n'avons comme marge de gain que de 15 à 30 m., relativement peu, puisque nous n'avons pas la prétention de lui rendre l'audition normale de 30 m. Un grand sourd entendant à 0 m. 10 nous laisse une marge énorme de 0 m. 10 à 30 mètres ; il a donc plus de chances d'obtenir une amélioration qui pour lui sera d'autant plus grande qu'il sera plus sourd, ce qui revient à dire que ce grand sourd sera souvent à la fin du traitement plus satisfait que le premier.

Autre cause de déception dans les surdités faibles : ces malades sont souvent des *phobiques* qui ont une peur terrible de voir leur affection légère s'aggraver de jour en jour. Ils exagèrent leur surdité par des descriptions terrifiantes : « C'est affreux je n'entends plus ma montre ; c'est horrible, je ne puis plus suivre une conversation générale comme tout le monde, etc.. etc.. » Vous pouvez améliorer ces malades-là, ils seront toujours mécontents si vous n'avez pas fait disparaître leur phobie ; à la rééducation auditive il faut adjoindre la psychothérapie, nous avouons que c'est parfois décevant.

CHAPITRE XIII

Traitements adjuvants

Nous ne prétendons pas vouloir remplacer tous les traitements de la surdité par la simple kinésiphonie ; au chap. V nous avons déjà fait remarquer que la rééducation comprenait 2 modalités, *rééducation active* et la *rééducation passive*. Un traitement complet doit donc englober, en plus de la rééducation passive et selon les cas, l'hygiène, le traitement général, le traitement local, des exercices auxiliaires de rééducation comprenant : le massage vocal, la rééducation active à la voix, la gymnastique musculaire, le massage et la faradisation rythmée des muscles de l'oreille, la rééducation passive à chaud.

Voyons donc selon leur importance et leur application dans chaque cas, ce que peuvent nous donner ces traitements adjuvants.

Hygiène. — Notre devoir médical consiste à guérir nos sujets autant que faire se peut, mais nous savons qu'en plus de nos traitements, il faut éviter aux malades toute faute ou cause d'erreur pouvant non seulement enrayer les bienfaits de la cure, mais aggraver souvent leur état. Si le rôle prophyllactique de l'hygiène est un peu modeste, il est suffisant pour que nous en parlions.

L'hygiène nasale est d'une importance plus ou moins grande selon les formes de surdité ; songez à l'infection de la caisse et faites moucher « à la paysanne », car une otite moyenne, sérieuse chez un individu normal, est extrêmement grave chez les scléreux à tympan épaissi et résistant à la perforation spontanée.

La respiration exclusivement nasale est la seule qui favorise l'aération de la trompe.

Tous les sourds doivent éviter le froid sous toutes ses formes : froid aux pieds, lotions froides, bains froids, climats froids et humides. Les écarts de température et l'air marin augmentent, neuf fois sur dix, la surdité et les bruits subjectifs. Les courants d'air, le vent, les voyages en auto découverte agissent de même.

Les fatigues, les émotions seront proscrites aux névropathes ; la bonne chère, l'alcool, les excitants aux arthritiques, etc..

Appliquons aux scléreux ce que PETER avait formulé pour les cardiopathes et qui fut étendu ensuite aux tuberculeux : « Fille, pas de mariage ; femme, pas de grossesse ; mère, pas d'allaitement ». Cette défense doit être appliquée sans réserve dans la généralité des cas.

Au point de vue héréditaire, rappelez-vous que la surdité, en particulier la sclérose atrophique ou oto-spongiose, est souvent familiale et provient de mariages entre sourds.

Traitement général. — Il est rare qu'un sourd puisse obtenir une amélioration de son état au moyen du traitement général ; il est des cas où il est indiqué, ne serait-ce que dans le but d'enrayer la marche progressive.

Vouloir attaquer la cause de l'affection n'est possible que dans des cas très restreints.

Dans la sclérose héréditaire où l'on veut trouver la syphilis, on obtient généralement, au moyen du mercure, un résultat négatif ; dans certaines labyrinthites nettement spécifiques, il n'en est plus de même ; mais ces cas sont si peu nombreux, au milieu de la masse des scléreux, qu'il n'y a guère lieu d'insister sur ce traitement.

L'iodure de potassium ou *de sodium* est conseillé aux scléroses junéviles ; certains auteurs prétendent sans preuves que son action agit sur le tissu osseux ; pour la plupart, c'est un pis aller. Lorsque l'état général ne réclame pas un traitement reconstituant et ne craint ni la désassimilation ni l'hypotension artérielle, on peut sans crainte faire tous les deux ou trois mois une période de 15 à 20 jours à la dose de 1 gramme par jour. Dans les scléroses d'origine nasale l'iodure est à déconseiller.

Les phosphates ont une action tout à fait différente du *phosphore* ou des *phosphures* : ces derniers auraient une action directe sur le tissu spongieux ; les oto-spongieux pourraient donc dans ces conditions en bénéficier... théoriquement. Si les reins et le foie fonctionnent normalement, prescrivez un milligr. de phosphore par jour, en deux capsules prises au milieu des deux principaux repas : faites continuer ce traitement pendant 2 ou 3 ans avec surveillance du sujet, mais sans aucune interruption ; certains auteurs prétendent arrêter ainsi une fois sur deux la marche progressive de la sclérose des jeunes. Lorsque le phosphore est mal toléré, donnez 2 à 3 millgr. par jour de phosphure de zinc et ajoutez sans crainte 50 centigr. de glycérophosphate de chaux.

L'opothérapie thyroïdienne, hypophysaire et *ovarienne* a encore si peu de preuves à son actif, qu'il n'y a pas lieu de s'y arrêter.

Il est utile et parfois même nécessaire d'appliquer un traitement symptomatique ; selon les cas la médication sera tonique ou calmante ; presque tous les sourds vous diront que lorsqu'ils sont fatigués ou déprimés leur surdité augmente ; lorsqu'ils sont énervés ce sont leurs bourdonnements qui les harcèlent ; quelquefois surdité et bruits marchent de pair.

La *médication tonique*, reconstituante, semble indiquée chez beaucoup ; les *phosphates de chaux* s'ordonnent pour lla recalcification générale et les *phosphates de soude* pour l'asthénie, la psychasthénie, et la neurasthénie.

L'arsenic est un très bon stimulant qui par son action « remonte » l'état général et parfois, du même coup, l'ouïe des scléreux. Son association au fer est à recommander, mais on ne doit jamais l'utiliser en même temps que le phosphore.

La *strychnine* est un stimulant encore plus puissant, mais on ne doit l'appliquer que dans des périodes de grande dépression et l'éviter si les bourdonnements sont gênants.

La *médication calmante* agit en sens inverse de la médication tonique ; cette dernière en stimulant l'attention auditive permet aux sourds de suivre plus facilement une conversation, la 1re ne peut que diminuer la force nécessaire pour cette attention, mais en agissant sur les bruits subjectifs si pénibles, elle permet parfois une meilleure perception et, en tout cas, apporte un calme réparateur dont sont privés certains sujets.

Chez ceux qui sont atteints de bourdonnements, ne conseillez donc ni excitant médicamenteux, strychnine et fer, ni alimentaire, alcool, café, thé, etc.. L'*arsenic* est autorisé, son action étant toni-sédative.

La médication bromurée est la plus agissante. Le *bromure de sodium* est plus toléré que celui de potassium qui affaiblit le cœur et diminue la tension artérielle. Deux ou 3 gr. par jour suffisent ; ils sont continués pendant 12 à 15 jours de suite et le traitement est repris si c'est nécessaire ; l'effet sédatif est augmenté par le régime déchloruré. Il ne faut l'utiliser chez aucun sujet ayant une dépression nerveuse ou artérielle.

En cas d'insuccès des bromures, on peut essayer l'*extrait fluide de cimicifuga racemosa* (20 à 30 gouttes par jour), l'*oxyde de zinc* réuni à l'*extrait de valériane* et de *jusquiame* (0,15 à 0,25 de chaque par jour), l'*extrait sec d'hamamélis* et de *capsicum* (0,10 à 0,20 de chaque par jour).

Les hypnotiques sont parfois nécessaires chez les patients dont le sommeil est troublé par des bourdonnements pénibles ; LERMOYEZ ne conseille que les deux médicaments suivants, considérés comme inoffensifs et actifs : le *chloral* (2 à 3 gr.) le *véronal* (0, 30 à 0, 60). Le chloral étant hypotenseur, le véronal est dans certains cas plus utile ; on fait suivre le traitement pendant 3 jours et on l'arrête autant avant de recommencer.

Quelques excitants généraux, qui ont l'avantage de ne pas produire d'intoxications médicamenteuses, sont à conseiller quelquefois. Les *bains chauds* produisent, selon le diagnostic de l'affection, des résultats différents ; au-dessus de 36° ils peuvent congestionner et augmenter les bourdonnements ; au-dessous de 32° ils assourdissent par le froid. Les *frictions générales sèches* stimulent la peau. Les *bains de lumière* tonifient le système nerveux.

Les *stations minérales* ou *climatériques* peuvent se conseiller. Les eaux sulfureuses sont toutes indiquées pour les catarrhes chroniques de la caisse, les eaux laxatives pour les constipés, les eaux sédatives et la basse montagne (800 à 1.000 m.) pour les excitables. Dans tous les cas il faudra éviter les stations froides, venteuses, humides ou maritimes ; les stations mondaines seront indiquées aux scléreux qui bénéficient du bruit, refusées à ceux qu'harcèlent les bourdonnements.

Traitement local. — Beaucoup de scléroses proviennent d'un catarrhe chronique rhino-pharyngien ; à celles-là s'appliquent les *cautérisations nasales*, les *ablations de queues de cornet* (ou des cornets entiers si c'est nécessaire), les *curettages de adénoïdes*, les *cathétérismes*, les *insufflations d'air chaud*, les *bains d'air comprimé*, les *bougirages de la trompe*, etc.

Les inhalations balsamiques et les simples pommades nasales décongestives sont souvent utiles ; dans les périodes suraiguës, l'adrénaline et la cocaïne produisent un effet vaso-constricteur qui favorise l'aération tubaire.

Autant cette thérapeutique est active dans les formes ci-dessus, autant elle est dangereuse dans les scléroses d'origine générale ; le traitement nasal ou tubaire ne fait qu'irriter l'oreille en augmentant la surdité et les bourdonnements ; méfions-nous donc de ces tentatives malfaisantes et intempestives.

Le *massage vibratoire* du tympan est indiqué dans certains catarrhes tubo-tympaniques, mais du jour où il faut en arriver au massage phonoïde son action est nulle. Si le massage du tympan calme les bourdonnements chez certains sujets, il l'aggrave parfois chez d'autres en même temps que leur surdité. Ce massage est contr'indiqué d'une façon absolue chez les sourds qui ont le tympan aminci et l'étrier ankylosé dans sa fenêtre.

CHAPITRE XIV

Exercices auxiliaires de Rééducation

Dans une maladie si difficile à améliorer que la surdité, et surtout quand il s'agit de formes graves, il peut être intéressant de conseiller au malade quelques exercices qui viendront en aide au médecin et qui rendront la guérison plus rapide.

Empressons-nous de dire qu'il faut de la persévérance du côté du malade et beaucoup de persuasion de la part du thérapeute ; quelques sujets rebelles et sceptiques au début sont arrivés à de bons résultats quand leur médecin a pu leur faire comprendre l'utilité des exercices conseillés.

Le traitement kinésiphonique peut être aidé, selon les cas, 1° par le sourd lui-même, 2° par un aide éduqué, 3° par d'autres applications faites par le médecin lui-même.

Les moyens employés par le malade sont assez simples mais exigent de la constance, de la régularité et du temps ; ceux employés par une personne de son entourage acceptant de s'initier au traitement, demandent de la part de cet aide un dévouement sans limite.

Dans les 2 cas, après traitement kinésiphonique, les résultats obtenus sont peu sensibles ; ils permettent une meilleure compréhension de l'articulation vocale ou de certains *phonèmes* que le massage phonoïde peut ne pas avoir donné ; c'est là surtout que triomphe la rééducation active.

Si le malade veut se soigner sans passer par un traitement kinésiphonique, il arrivera à un résultat incontestable, mais étant donné la lenteur de la cure et la persévérance qu'il faut soutenir, il y a lieu pour le sujet de tenir une *comptabilité sé-rieuse de ses bénéfices et de ses pertes auditives.* Sur un carnet sera inscrite tous les mois, avec la date, la mesure de son au-dition (voir chap. XI). Alors que nous faisons dans le cours du massage phonoïde des mesures plus fréquentes (toutes les 8 séances environ), nous le déconseillons à nos clients, car les cures à domicile sont d'une trop grande lenteur pour vou-loir revenir si souvent aux mensurations.

Exercices auxiliaires appliqués par le malade lui-même

Ils sont au nombre de trois : le massage vocal, la gymnas-tique musculaire, et le massage manuel.

1° *Massage vocal.* — Le massage vocal se pratique avec le cornet de Tillot sans embout. Il est formé d'un tube de 1 à 2 cent. de diamètre et de 50 à 80 cent. de long. A chaque extré-mité se trouve un pavillon, dont l'un pour la bouche et l'autre pour l'oreille. Pour obtenir des résultats plus rapides il vaut mieux utiliser un tube en Y dont chaque branche est terminée par une conque pour l'oreille ; une bande en tissu permet d'ap-pliquer les deux conques et de conserver la liberté de ses mains.

Pour faciliter l'emploi de ce cornet et augmenter les résul-tats qu'on peut en attendre, nous avons fait construire un tube en Y qui se différencie par quelques détails de celui de Tillot (voir fig. 8). Il possède un robinet sur l'un des tubes ce qui per-met d'exercer les deux oreilles en même temps, en graduant l'intensité sonore selon la sensibilité de chacune ; ses deux conques se fixent au moyen d'un ressort allant sur toutes les têtes ; les conques, plates comme celle de Tillot, sont construi-tes de façon à obtenir une obturation complète de l'oreille ; elles affectent la forme d'un récepteur téléphonique, ce qui fa-cilite la mise en place et semble favoriser la conduction osseuse par les vibrations qui viennent se briser contre la conque du cornet avant de pénétrer dans le conduit auditif ; de ce fait le courant d'air est brisé et le tissu protecteur du souffle paraît moins utile. Une erreur de dessin ne nous montre pas ces conques sur la fig. 8.

Dans ces cornets, à une ou deux conques, la transmission des sons non déformés est intégrale ; la résonnance est supprimée dans sa presque totalité et le phono-massage obtenu est très puissant sans grand effort vocal.

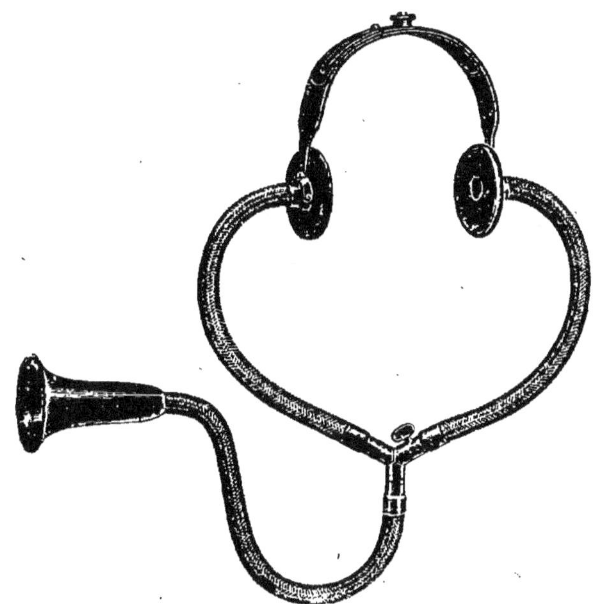

Fig. 8. — Cornet au Y pour rééduquer les 2 oreilles.

L'embouchure porte une échancrure pour parler perpendiculairement à l'axe du tube, ce qui permet aux vibrations nasales de se transmettre aussi bien que les vibrations buccales.

L'appareil étant fixé aux oreilles, le malade approche le pavillon de sa bouche et prononce des mots à haute voix ; il parle de plus en plus fort jusqu'au moment où la sensation éprouvée par lui devient désagréable. Il n'a plus qu'à continuer en lisant un texte qu'il articule très soigneusement, en chantant une romance, en montant la gamme, en imitant la sirène, en faisant des vocalises sur toutes les voyelles, etc.

Chaque séance durera 10 minutes environ ou même moins, car ces exercices fatiguent la voix et l'oreille s'ils sont trop prolongés. Ils seront répétés, selon les cas, 2 ou 3 fois dans la journée.

Il ne faut pas croire que ce traitement n'agit pas, sous prétexte que le sourd emploie sa propre voix et qu'il n'a pas besoin du tube pour s'entendre parler. Le but du traitement est de frapper l'oreille au moyen d'ondes sonores amplifiées qui agissent un peu comme celles du Kinésiphone. Un micro-téléphone peut rendre les mêmes services ; quelques uns de ces appareils sont même vendus au public dans le but unique de rééduquer l'ouïe.

2⁰ Gymnastique et massage auriculaire. — La gymnastique musculaire, conseillée par le Dr Fernet qui l'a utilisée pour lui-même, est basée sur ce fait que les muscles de la caisse, du pavillon et du crâne sont innervés par le nerf facial et que si l'on peut, par la volonté, arriver à mobiliser les uns ou les autres, tous doivent se mouvoir d'une façon synergique.

Le traitement consiste donc à consacrer plusieurs fois par jour, 3 ou 4 minutes de son temps à faire les exercices suivants :

a) Contracter les muscles du front de façon à décoller si possible le cuir chevelu qui sera plus ou moins entraîné en avant ; contracter ensuite les muscles de l'occiput de façon à produire un mouvement en sens inverse, puis faire alternativement les 2 mouvements.

b) Chercher à entraîner, en même temps que le crâne, les pavillons de l'oreille qui sont généralement mobiles vers la partie supérieure.

c) Peu à peu, porter son attention à 1 'liser surtout le pavillon, ce qu'on arrive à faire au bout de quelques séances.

Synergiquement les muscles de la caisse doivent se contracter et reprendre leur fonctionnement.

Il est une façon beaucoup plus simple de faire travailler les muscles de la caisse, *c'est de contracter les orbiculaires ou les masséters*, nous allons voir pourquoi.

L'anatomie nous apprend que le muscle de l'étrier, le *muscle qui écoute*, est innervé par un rameau du facial en même temps que l'orbiculaire des paupières (fig. 9) ; une contraction de l'or-

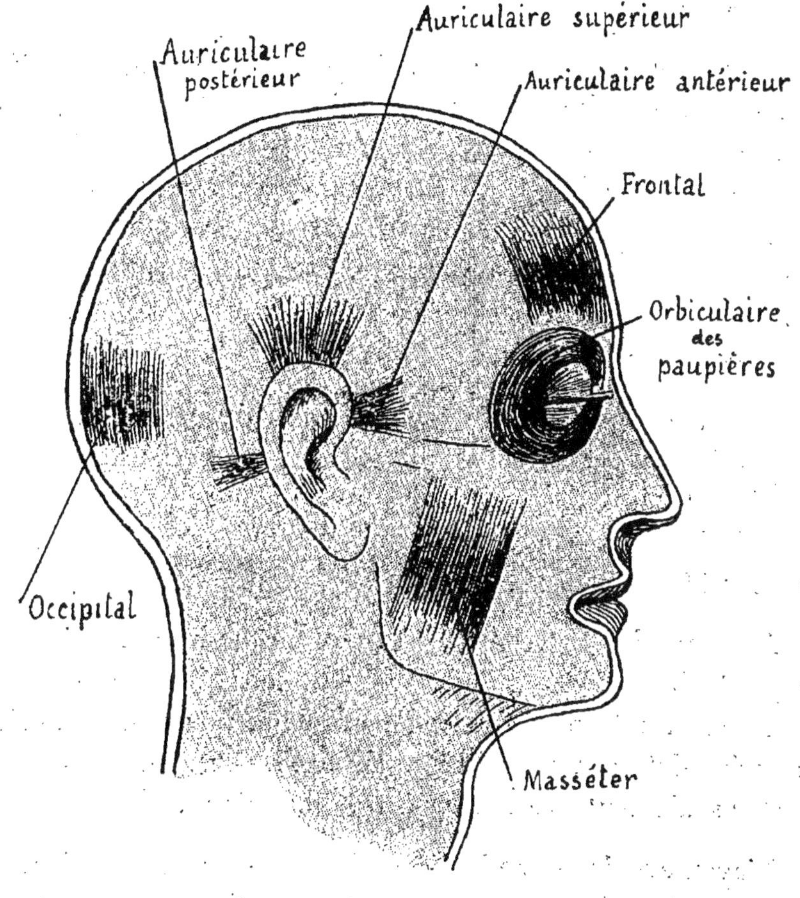

Fig. 9.

biculaire devra donc s'étendre synergiquement au muscle de l'étrier ; il suffit pour cela de fermer fortement les yeux. C'est à conseiller à beaucoup de scléreux de la caisse, qui doivent le faire plusieurs fois par jour. Le muscle du marteau, *celui qui* nous *défend contre les bruits violents* est innervé par un rameau de la racine motrice du trijumeau, tout comme les masseters ; la contraction des seconds entraînera la contraction du premier ; pour exercer ce muscle, serrez avec force les mâchoires. Pour le sourd, la contraction du muscle de l'étrier est seule utile, car il a plutôt besoin d'entendre que de se protéger contre le bruit.

Dans cet exercice conseillé par nous, il existe un contrôle de la contraction intratympanique, c'est un petit bruit de tonalité basse (36 vibrations à la seconde), dénommé *bruit musculaire* et attribué jusqu'ici aux orbiculaires et aux masséters alors que la contraction du sterno-cléido-mastoïdien, muscle plus puissant et plus rapproché de l'oreille, ne donne rien. Nous prétendons que le bruit perçu est celui de la contraction des muscles de la caisse.

Nous avons parlé longuement ailleurs, de ce bruit musculaire qui nous permet de reconnaître l'état de contractilité des muscles de la caisse, nous l'avons appelé : *le signe du muscle.* (*Muskelphänomen* dans Monatsschrift für Ohrenheilkunde, Janv. 1914)

Au début des exercices il est fréquent que le sourd n'entende pas le bruit en question, mais peu à peu il le perçoit et il peut arriver très bien à dissocier les deux mouvements, celui des orbiculaires et celui du muscle de l'étrier, et arriver à contracter seulement son muscle intratympanique.

L'avantage de ce mode d'exercice est le contrôle auditif de la contraction ; il a de plus l'avantage de diminuer les bourdonnements lorsque ces bourdonnements sont de nature congestive car la contraction du muscle de l'étrier produit sur le liquide intralabyrinthique une action décompressive. Ce signe du muscle nous permet donc également de reconnaître si les bourdonnements sont de nature congestive ou anémique, à

condition toutefois que l'étrier ne soit pas complètement ankylosé.

On peut également remplacer l'épreuve de Gelé par le
« signe du muscle » ; il suffit d'appuyer sur la mastoïde un
diapason assez puissant (un ut^2 ou un ut^3) pendant qu'on
contracte l'orbiculaire ; à ce moment le son augmente. En con-
tractant les masseters le son diminue légèrement, mais cette
perception est parfois difficile. Dans les 2 cas, cela indique la
la mobilité de l'étrier.

Tous les exercices de gymnastique musculaire doivent se
faire à raison de 10 à 15 minutes par jour, en les partageant en
2 ou 3 séances.

La fig. 9 montre les différents muscles extérieurs qu'il est
utile de contracter pour agir indirectement sur ceux de la caisse ; ces muscles demandent parfois à être massés pour leur
réveiller une sensibilité qui leur manque, pour les débarras-
ser de résidus nuisibles ou pour stimuler leur contractilité.
Les orbiculaires et les masséters dont les mouvements sont
incessants pour l'occlusion des paupières ou la mastication,
n'ont pas besoin de cette gymnastique passive.

Ce massage est pratiqué au moyen d'un appareil vibratoire
ou simplement à la main en suivant le sens des fibres pour
l'aller et le retour. Quelques mouvements circulaires autour
du pavillon achèvent la séance ; nous conseillons 3 ou 4 minutes
de massage matin et soir, avant et après la gymnastique active.

Exercices auxiliaires appliqués par un aide

Rééducation active à la voix. — Comme nous l'avons déjà
expliqué, ce procédé a pour but de réveiller l'attention du
sourd au moyen de vocables qu'il cherche à percevoir et qu'il
répète pour permettre de juger si la compréhension n'est pas
défectueuse.

Selon le degré de surdité il faut pratiquer ces exercices dans l'ordre indiqué ci-dessous. Naturellement les grands sourds et les sourds-muets doivent commencer au 1er exercice ; on insiste d'autant plus sur un exercice ou sur un *phonène* que celui-ci est plus mal perçu (1).

Tous les sons prononcés doivent l'être assez faiblement de façon à forcer le malade, non seulement à prêter l'oreille mais surtout à faire un effort d'attention. Il est préférable d'exercer ensemble les deux oreilles ; si elles sont égales il suffit de se placer derrière le malade, cette position pour éviter la lecture sur les lèvres ; s'il y a inégalité de perception, se placer plutôt du côté le plus atteint ; dans ce dernier cas, il y a souvent avantage à se servir du cornet double indiqué plus haut (Tillot modifié, fig. 8.) : au moyen du robinet on règle le degré de perception correspondant à chaque oreille. Soit au commencement, soit à la fin de la séance, il est bon d'exercer séparément chaque organe.

1er EXERCICE. *Voyelles* — Prononcer toutes les voyelles successivement en ton grave et en ton aigu ; si la voix de l'aide s'y prête, on peut les faire chanter, de façon à varier la tonalité. En parlant du nez ou de la gorge on fait varier le timbre. Toutes ces variétés d'émission habituent l'oreille à saisir des sons émis par des personnes différentes.

2me EXERCICE. *Syllabes.* — Pour n'oublier aucun *phonème* nous avons dressé le tableau suivant qui ressemble à une table de Pythagore, et qui permet la combinaison de toutes les voyelles avec toutes les consonnes.

---

(1) Ceci n'est pas en contradiction avec ce que nous avons dit au chap. X. Répéter avec force un phonème mal perçu serait peu utile, le répéter doucement pour en faire écouter les finesses et les subtibilités entraîne l'oreille à le distinguer des autres.

Il faut exercer l'oreille pour toutes les syllabes ci-dessous, en notant celles qui sont les plus mal perçues. Si le malade confond « to » avec « do », on le lui fait remarquer, on pro-

	ou	o	eu	an	on	un	in	u	a	é	i
r	rou our	ro or	reu eur	ran anr	ron onr	run unr	rin inr	ru ur	ra ar	ré ér	ri ir
l	lou oul	lo ol	leu eul	lan anl	lon onl	lun unl	lin inl	lu ul	la al	lé él	li il
m	mou oum	mo om	meu eum	man anm	mou onm	mun unm	min inm	mu um	ma am	mé ém	mi im
n	nou oun	no on	neu eun	nan ann	non onn	nun unn	nin inn	nu un	na an	né én	ni in
gn	gnou ougn	gno ogn	gneu eugn	gnan angn	gnon ongn	gnun ungn	gnin ingn	gnu ug	gna agn	gné égn	gui ign
b	bou oub	bo ob	beu eub	ban anb	bon onb	bun unb	bin inb	bu ub	ba ab	bé éb	bi ib
p	pou oup	po op	peu eup	pan anp	pon onp	pun unp	pin inp	pu up	pa ap	pé ép	pi ip
d	dou oud	do od	deu eud	dan and	don ond	dun und	din ind	du ud	da ad	dé éd	di id
t	tou out	to ot	teu eut	tan ant	ton ont	tun unt	tin int	tu ut	ta at	té ét	ti it
v	vou ouv	vo ov	veu euv	van anv	von onv	vun unv	vin inv	vu uv	va av	vé év	vi iv
f	fou ouf	fo of	feu euf	fan anf	fon onf	fun unf	fin inf	fu uf	fa äf	fé éf	fi if
k	kou ouk	ko ok	keu euk	kan ank	kon onk	kun unk	kin ink	ku uk	ka ak	ké ék	ki ik
gu	guou oug	guo og	gueu eug	guan ang	guon ong	guun ung	guin ing	guu ug	gua ag	gué ég	gui ig
j	jou ouj	jo oj	jeu euj	jan anj	jon onj	jun unj	jin inj	ju uj	ja aj	jé éj	ji ij
ch	chou ouch	cho o^h	cheu euch	chan anch	chon onch	chun unch	chin inch	chu uch	cha ach	ché éch	chi ich
s	sou ous	so os	seu eus	san ans	son ons	sun uns	sin ins	su us	sa as	sé és	si is
z	zou ouz	zo oz	zeu euz	zan anz	zon onz	zun unz	zin inz	zu uz	za az	zé éz	zi iz

nonce alors « tototoro », puis « dodododo » pour bien mon-trer la différence.

3me EXERCICE *Mots.* — On choisit des mots où se trouvent les phonèmes les plus mal compris, si « vi » et « fi » sont confondus, on prononce : « difficile, fidèle, ficelle, finale, définitif,..... dévidoir, visible, vinaigre,... »

Pour tromper le sujet il est bon de prononcer des mots, dépourvus de sens, où rentrent les phonèmes ci-dessous : « mifi, divi, fifi, vivi, etc.

4me Exercice. *Phrases* — On cherche des phrases courtes où l'on intercale les mots mal perçus. Si les i, les s, les v, les f, les ch, sont mal perçus, ce qui est très fréquent, on peut prononcer

> Pastilles de Vichy
> Le passage est difficile
> Le cé cédille est très utile
> Veni, vidi, vici,...

Il est bon de prononcer des phrases pouvant prêter à confusion, par exemple

> Le pistil a jauni
> Le fils d'Yves a rajeuni

Il faut que le sujet entende très bien pour faire la différence.

De temps en temps on doit prononcer des phrases dépourvues de sens.

> Le parapluie digère
> L'entresol est au sixième
> La lune réfléchit... etc.

Si le sujet cherche à inventer il répondra par des phrases aussi abracadabrantes.

5me Exercice. *Lecture.* — Cet exercice consiste simplement à lire une histoire ou un texte quelconque, ce qui est moins fatiguant et énervant pour le malade. Mais il faut qu'il répète chaque phrase et le lecteur doit baisser la voix s'il s'aperçoit que son patient répète très bien.

Tous ces exercices sont assez fatiguants, on ne doit pas les prolonger plus de 5 à 10 minutes de suite, quitte à reprendre plusieurs séances dans la journée. On peut dans quelques cas faire des séances de 30 à 40 minutes, mais en faisant 5 minutes de traitement et 5 minutes de repos de l'attention, en pratiquant pendant ce temps des exercices de massage vocal, de gymnastique et de massage auriculaire.

Personnellement nous faisons quelquefois dans une même séance, rééducation active et kinésiphonie.

Un sourd peut entraîner son attention en écoutant sa montre, une pendule, une sonnerie, un diapason et en éloignant de plus en plus la source sonore.

Ce procédé donne des résultats intéressants chez les sourds-muets ; il a été très bien décrit par Urbantschitsch qui prétend que « *pour influencer favorablement la fonction auditive, l'excitant sonore ne doit avoir qu'une intensité telle, que le malade soit obligé de prêter une certaine attention pour entendre.* »

Cette pratique fait travailler les muscles de la caisse, l'organe de Corti et les centres cérébraux de la perception auditive consciente.

Le sourd qui n'a pas dans son entourage de personne complaisante, peut trouver de multiples occasions de faire travailler son oreille, mais qu'il se pénètre de cette idée que l'exercice ne sera utile — nous le répétons intentionnellement — *que s'il est obligé de prêter une forte attention pour entendre* ; or, généralement, il entend *trop faiblement* et il se désintéresse de la conversation, ou il entend *trop distinctement* et cela ne lui est d'aucune utilité.

Nos clients doivent fréquenter la société, les conférences, les concerts, non par plaisir mais par utilité. Au théâtre par exemple, le sourd fera tous ses efforts pour comprendre ; dès que la fatigue se manifestera, il devra se désintéresser du jeu des acteurs pour écouter de nouveau lorsqu'il se sera reposé.

Exercices auxiliaires appliqués par le médecin et combinés avec la kinésiphonie

Faradisation rythmée. — Etant donné les résultats obtenus.

par la gymnastique auriculaire, ainsi que les ont constatés, sur eux et sur d'autres, Fernet et Tillot, nous avons voulu les augmenter en transformant ce mode de gymnastique active par des exercices de gymnastique passive ; le massage manuel, conseillé par ces auteurs est, lui aussi, un mode passif, la faradisation en est un également ; celle-ci se rapproche de la gymnastique auriculaire par la contraction obtenue par un courant électrique au lieu de l'être par l'effort volontaire ; il y a des cas où le muscle, malgré l'ordre donné, n'entre pas en contraction, et la secousse électrique intervient à ce moment pour remplacer la volonté.

Ce simple exposé montre qu'un sujet dont la musculature auriculaire a besoin d'exercices de gymnastique, bénéficiera bien davantage encore de l'électricité. On a essayé, il y a longtemps déjà, de guérir certaines surdités par ce moyen ; on a obtenu des résultats insignifiants pour diverses raisons : choix au hasard des sujets à traiter, faradisation tétanique, exercice unique, applications trop courtes ou trop nombreuses.

Les échecs constatés ont discrédité la méthode et c'est en passant au crible les raisons des succès et les causes d'erreur, que nous avons pu conclure aux bienfaits de la faradisation, mais à condition de s'inspirer des conseils suivants :

Les sujets que l'on peut traiter ainsi, ne comprennent que les scléreux de la caisse ayant l'étrier encore mobile sur sa fenêtre.

La faradisation doit être rythmée pour éviter des contractures tétaniques nuisibles.

Les séances doivent être presque aussi nombreuses et fréquentes que celles de la rééducation ou de la gymnastique auriculaire.

On ne peut pas prétendre améliorer très sérieusement un sourd en n'appliquant que ce mode de traitement ; celui ci ne doit être considéré que comme un appoint important, et c'est tout ce qu'il faut en espérer.

Il y a intérêt à faire en même temps la rééducation passive et la faradisation, en raison de cette double excitation musculaire et sensorielle, et en raison également du temps gagné.

L'application se fait au moyen des électrodes que nous décrivons ci-après pour la diathermie ; en appliquant la faradisation seule, nous avons utilisé des électrodes plus étroites et couvrant entièrement le pavillon. Les séances quotidiennes durent de 8 à 10 minutes environ.

Rééducation à chaud ou diathermo-kinésiphonie. — Connaissant les propriétés *analgésiques, décongestionnantes, révulsives* et *fondantes* des courants de haute fréquence appliqués sous forme de diathermie, nous avons essayé cette méthode. Les quelques renseignements que nous possédions sur la question avant de l'essayer nous-même, ne nous encourageaient guère à l'employer. Nous avions fait soumettre à cette thérapeutique quelques bourdonnements rebelles. Quelques travaux de Hamm, Weiser et Gerlach indiquaient cependant comme susceptibles d'amélioration les otites catarrhales subaigues et les otites purulentes ; les contrindications s'étendaient à l'oto-sclérose et aux labyrinthites. C'était peu encourageant et pourtant il nous semblait que l'action décongestive et analgésique devait modifier les bruits d'oreilles, que les vaisseaux dilatés par la chaleur devaient entraîner les toxines, modifier la texture des articulations, des muqueuses et de la capsule labyrinthique, que les tissus sensibilisés et amollis devaient réagir, vibrer et se mobiliser plus énergiquement sous la double influence de la chaleur et de la kinésiphonie.

Quoique la diathermie, appliquée seule, n'ait pas donné grand chose dans d'autres mains, devions-nous rejeter aussitôt une méthode si puissante ? Ayant appliqué sans succès dans quelques cas, d'abord la rééducation, ensuite la diather-

mie, nous avons tenté chez les mêmes sujets la combinaison
des 2 méthodes et c'est avec un étonnement, mêlé d'une grande joie, que nous avons vu quelques-uns de nos cas rebelles
s'améliorer plus ou moins considérablement.

Rappelons que la diathermie, vieille de quelques lustres,
n'est entrée dans la pratique courante que depuis très peu de
temps ; il fallait arriver à morceler l'étincelle de haute fréquence pour obtenir des trains d'ondes se suivant avec rapidité. Plusieurs appareils ont été imaginés dans ce but et celui
dont nous nous servons nous donne satisfaction ; l'éclateur
très délicat doit être nettoyé et réglé de temps en temps, mais
cette surveillance est inhérente à la plupart des appareils élec-
tro-médicaux.

Un appareil de diathermie fonctionnant bien ne doit donner qu'une sensation profonde, pénétrante, sans aucune sensation électrique. Il ne se produit ni contration musculaire, ni
secousse désagréable, ni effets électrolytiques ; c'est le passage
des courants de haute fréquence, à travers les tissus, qui crée
la chaleur dans les tissus eux-mêmes, grâce à leur résistance,
comme cela se produit dans le fil de platine de nos cautères.
La chaleur dégagée peut être considérable si l'électrode est de
faible diamètre; dans les applications médicales où l'on ne cherche pas à obtenir la destruction des tissus il est inutile d'élever
considérablement la température ; la circulation sanguine qui
refroidit les zones traversées empêche une forte élévation thermique et supprime tout danger de coagulation des albumines.

Des recherches faites sur des animaux démontrent que la
température des tissus traversés ne s'élève que de quelques
degrés, ce qui est suffisant en pratique. La température du corps
s'élève également ; sur nous-même, en application sur les
oreilles, nous avons vu notre température s'élever de 0°1 par
5 minutes pendant 20 minutes ; en poursuivant l'application,
notre température est restée stationnaire à 0°4 en dessus de la

normale, pour retomber rapidement après arrêt du courant pendant la 1/2 heure suivante.

Quand on applique de très petites électrodes, comme en Allemagne, on ne peut élever la température générale.

Voulant appliquer en même temps les 2 procédés, diathermie et rééducation, nous avons dû créer des électrodes spéciales permettant l'arrivée de l'onde sonore. Pour cela nous avons fabriqué des coussins de 8 à 9 centimètres de diamètre avec un trou central de grandeur suffisante pour laisser pas-

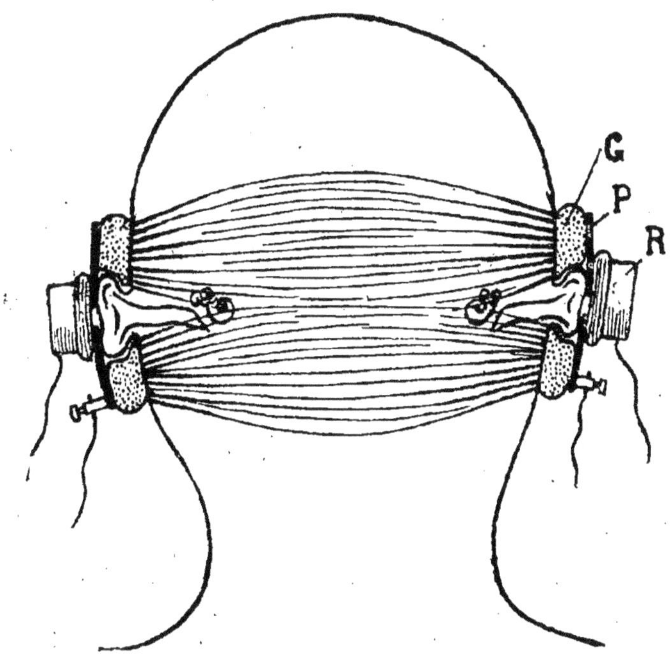

Fig. 10. — Mode de pénétration des courants de diathermie.

ser le pavillon (fig. 10); nous plaçons ce coussin (G) sur l'oreille et au-dessus une électrode métallique (P) de même diamètre avec petit orifice central. Ceci étant appliqué de chaque côté, nous fixons le tout au moyen d'une lanière en caoutchouc ; nous mettons le contact et faisons passer le courant très progressivement. Presque tous les sujets tolèrent environ 1 ampère pendant 10, 15 et 20 minutes. Nous avons nous même toléré un ampère pendant 30 minutes ce que nous n'avons jamais fait à aucun de nos patients ; aucun trouble ne s'est manifesté sinon une élévation de température de 0°4.

Il importe d'avoir des électrodes très adhérentes, car sans cela, il se produit un petit étincellage désagréable ; si l'une des électrodes est moins large que l'autre, elle chauffe davantage et, dans ce cas, la chaleur mal répartie peut provoquer des vertiges. Une fois seulement une dame très artério-scléreuse a eu un vertige qui a duré 5 à 10 minutes après la séance ; quelquefois le sujet titube légèrement en se relevant aussitôt après l'arrêt du courant.

En plaçant une petite électrode de 10 à 15 centimètres carrés sur notre tragus et sur notre mastoïde, l'autre étant dans la main opposée, nous n'avons pas pu nous provoquer de vertiges quoique ayant poussé le courant jusqu'à la sensation de brûlure, près d'un ampère, ce qui est beaucoup pour une si petite surface.

Lorsque la chaleur a agi pendant quelques instants nous appliquons nos récepteurs (R) à l'oreille en les fixant eux aussi au moyen d'un ressort et nous pratiquons le kinésiphonie selon le mode indiqué précédemment. C'est en somme de la rééducation à chaud, du massage sonore de l'oreille sensibilisée par la chaleur. On pourrait comparer cette méthode au massage sous l'eau qui donne des résultats là où le massage et le bain, pris indépendamment, ne donnent aucun résultat.

On peut trouver dans la thérapeutique de multiples exemples de traitements associés, donnant par leur association des résultats remarquables. La kinésiphonie n'est-elle pas déjà une association du massage et de la rééducation sonore ?

La figure 10 nous montre l'application des électrodes et des récepteurs ; on y voit les lignes de chaleur allant d'un pôle à l'autre ; on pourrait croire en l'examinant que les oreilles moyennes et internes sont peu influencées par le courant puisque le trou central des électrodes se trouve juste en face il faut tenir compte de l'irrigation sanguine qui, pour venir à leur niveau, doit traverser des zônes chauffées ; très rapidement la température s'égalise et l'on est sûr, au moyen de nos électrodes, d'englober toutes les parties de l'oreille.

La rééducation combinée à la diathermie donne des résultats parfois étonnants ; les insuccès de la simple kinésiphonie sont diminués notablement et certains sujets qui étaient très améliorés par la rééducation, l'ont été davantage encore en les soumettant au double traitement ; on augmente ainsi les résultats obtenus, ce qui n'est pas à dédaigner, chez les malades qui ont faiblement bénéficié de la rééducation.

Il y a certes des indications précises mais aucune contre-indication absolue. Les cas favorables sont ceux où l'élément sensitif est atteint ; névralgies otiques, céphalée et un peu moins les bruits subjectifs. Les maux de tête des scléreux, calmés par la rééducation, le sont certes davantage en associant la diathermie ; il en va de même de névralgies rebelles, comme nous l'avons vu dans un cas typique, consécutif à une otite séreuse grippale (1). Nous avons insisté plus haut sur l'importance des bruits d'oreilles chez les sourds et nous avons toujours considéré comme peu favorables à la rééducation les sujets à bourdonnements violents ; assez souvent la diathermokinésiphonie diminue ce pénible symptôme ; si les bruits disparaissent l'audition s'améliore aussitôt. L'effet sédatif d'un des traitements s'ajoute certainement à l'autre pour agir.

Nous avons encore appliqué le traitement à des oto-scléroses graves et il nous a semblé que l'amélioration se faisait plus facilement, même lorsque le labyrinthe était atteint. Con-

---

(1) Dans ce cas pendant six semaines les traitements ordinaires n'ont abouti à rien, 4 ou 5 séances de rééducation à chaud ont fait disparaître les névralgies, 6 à 8 ont réduit l'épanchement séreux, 10 à 12 ont vaincu complètement la surdité.

naissant l'action fondante de la diathermie sur les dépôts calcaires, phénomènes constatés par la radiographie (1), nous
pouvons admettre dans une certaine mesure qu'il peut en être
de même dans l'oreille ; il est possible que les modifications
moléculaires produites par la kinésiphonie se fassent plus complètes par l'appoint diathermique ; tous les rééducateurs ont
attribué à la première une action trophique due à la vaso-
dilatation ; cette action est certes autrement complète avec 10
ou 15 minutes de réchauffement profond.

Les otorrhées bénéficient du traitement surtout lorsqu'elles
sont séreuses ; il serait enfantin de prétendre obtenir des résultats lorsqu'il y a des fongosités ou du cholestéatome dans
l'antre. Les bourgeons et granulations légères de la caisses sont
favorablement influencés comme ils le sont par l'air chaud, le
chlorure de zinc, l'acide chromique et parfois par la simple
rééducation.

Les otites cicatricielles qui s'améliorent assez facilement
par la kinésiphonie ont été peu soumises au traitement, sauf en
cas de bruits subjectifs ; les résultats sont bons.

En résumé les indications sont surtout les cas avec bruits
subjectifs pénibles, cas assez nombreux et toujours de manie-
ment délicat ; les formes catarrhales subaigues se guéris-
sent facilement par cette méthode, mais il faut dire que souvent
on arrive à un résultat par les procédés ordinaires ou par la
rééducation seule ; l'avantage de la diathermo-kinésiphonie sera
d'abréger les traitements ou de venir à bout de quelques cas
très rebelles ; les oto-scléroses bénéficient un peu moins du
traitement, mais les résultats obtenus doivent nous pousser à
l'appliquer aux cas particulièrement graves.

---

(1) Voir une communication du D' Laquerrière à la Soc. d'Electrothérapie (janvier 1913) : « Action de la diathermie sur une calcification
de la bourse séreuse sous-acromiale ».

CHAPITRE XV

Comment agit la rééducation kinésiphonique ?

« Malgré la difficulté que l'on peut avoir à expliquer scientifiquement l'extension du pouvoir auditif par le son de la voix nue ou artificiellement reproduite, le fait brutal du réveil de l'ouïe existe : il est indéniable. En définir mathématiquement le mécanisme serait à l'heure actuelle une audacieuse imprudence. On ne saurait pour le moment avoir d'autre prétention que d'essayer de discerner certains éléments générateurs de ce perfectionnement et de ce renouveau sensoriels, à la lumière des faits, du raisonnement, et des notions générales de physiologie acoustique ». (1)

Voici nos explications que nous soumettons à l'appréciation de nos confrères :

1º Le massage phonoïde agit en mobilisant d'une façon physiologique le tympan épaissi et les osselets ankylosés. Le massage pneumatique agit très peu, car les organes sont destinés à vibrer à des vitesses rapides et non à la vitesse réduite d'un masseur de Delstanche ou d'une pompe électromotrice de Breitung. Ce serait vouloir apprendre le « grand écart » à un ataxique qui ne demande qu'à être ingambe.

Un tympan trop lâche ne peut qu'être altéré par un massage ordinaire, tandis qu'il est amélioré par le nôtre. Nous le faisons vibrer sans le tirailler, sans le brutaliser, par la souplesse et la douceur ; *primum non nocere*

---

(1) Voir de Parrel : Précis d'anacousie vocale. Page 99

En même temps qu'il mobilise le tympan et les osselets le massage phonoïde agit certainement sur les muscles accommodateurs de la caisse, dont le fonctionnement est réveillé par cette trémulation rapide comme l'est un muscle quelconque soumis à la vibration.

2° Le traitement agit en produisant une vaso-dilatation visible à l'otoscopie, vaso-dilatation dont l'effet trophique est des plus utiles à un organe en voie de dégénérescence. Même sans vaso-dilatation, les nerfs trophiques sont heureusement influencés par le simple ébranlement vibratoire. Le retour de la sécrétion cérumineuse, la fermeture de vieilles perforations tympaniques, l'amélioration de certains eczémas secs du conduit le prouvent amplement et nous permettent d'étendre à l'oreille moyenne et interne, ce que l'on constate dans l'oreille externe.

Cette action trophique due aux phénomènes vaso-moteurs est confirmée par les expériences de Dogiel (1) concernant l'effet des excitations acoustiques sur la circulation. Ces expériences ont porté sur une série d'animaux et sur l'homme ; il a pu constater l'influence indéniable de la vibration sonore. Chaque note, chaque instrument de musique modifie puissamment la pression sanguine, la fréquence, l'intensité et la régularité des battements cardiaques et du rythme respiratoire. Castellani (2) a fait porter des expériences identiques sur la circulation cérébrale et ses conclusions concordent avec les précédentes.

Nous avons observé le cas d'une dame (3), à nous envoyée par le Dʳ Hansen de Paris, qui avait un eczéma sec du conduit

_____

(1) Dogiel. — Conditions des contractions rythmiques automatiques du cœur. Pflügers. Archiv. t. 135, p. 1.

(2) Castellani. — Effets des excitations acoustiques sur la circulation cérébrale. Archiv. interñ de Laryng. Tome XXXV N° 1, p. 124.

(3) Voir Dʳ Maurice : Traitement de la surdité, déjà cité, 2ᵐᵉ éd. Observ. VIII.

avec démangeaisons violentes et pénibles, eczéma que nous n'avions pu améliorer par les procédés ordinaires (régime, nitrate d'argent, etc.) ; soumise à la rééducation, son eczéma disparut en même temps que sa surdité. De plus une vieille toux matutinale, compliquée de vomissements, s'évanouit par la même occasion. La toux et les vomissements étaient certainement provoqués par l'irritation eczémateuse du rameau auriculaire du pneumogastrique ; l'effet trophique et sédatif de la vibration kinésiphonique produisit ainsi une guérison sur laquelle nous ne comptions guère. Depuis dix ans aucune rechute ne s'est produite.

3° Les sons puissants savamment dosés stimulent la paresse auditive du sourd. Beaucoup de nos clients sont des paresseux de l'oreille qui possèdent des troubles *ex non usu*. Dès qu'un sujet perçoit mal la voix humaine, il n'écoute plus, car il se fatigue à écouter ; il s'isole auditivement jusqu'au jour où il sombre dans une surdité de plus en plus complète. Nous avons insisté sur cette question au début de notre travail lorsque nous avons indiqué combien les troubles fonctionnels l'emportaient souvent sur les lésions anatomiques.

L'excitation de l'organe de Corti par l'excitant normal, l'onde sonore, ne peut que réveiller un organe en voie d'atrophie, de sclérose, de paralysie fonctionnelle.

Cette excitation s'irradiant aux centres cérébraux par les organes conducteurs, permet non seulement une meilleure audition mais surtout une perception plus rapide des sons, ce qui facilite beaucoup la compréhension d'un discours suivi. Il y a donc diminution, par la kinésiphonie, du retard à la perception, phénomène de la plus haute importance pratique.

4° Au chapitre précédent nous avons parlé de la gymnastique et du massage musculaire ; les résultats incontestables que l'on obtient ainsi, soit par les mouvements d'entraînement volontaire, soit par le massage extérieur des muscles, soit par la faradisation rythmée, nous démontrent l'importance pour l'audition des muscles accomodateurs, importance plus ou moins grande selon les cas, mais d'un intérêt suffisant pour faire bénéficier certains sujets de ce mode de traitement. Il est prouvé que la vibration agit favorablement sur le tissu musculaire en augmentant les échanges respiratoires, la tonicité et la contractilité ; ces résultats connus expliquent en partie ce que nous obtenons par le massage phonoïde.

5° On peut supposer que la vibration sonore violente favorise le contact des terminaisons cylindraxiles et des cellules de l'organe de Corti, comme elle le produit entre les grains de charbon d'un appareil microphonique.

Il est possible, d'après Tanzi, que les éléments nerveux subissent, sous l'influence d'un travail répété et prolongé, une hypertrophie non seulement du corps cellulaire lui-même mais aussi de ses prolongements ; ainsi s'établissent plus facilement les rapports de contiguité des neurones entr'eux (Ranjard : Surdité organique).

6° L'augmentation de la sensibilité acoustique au milieu du bruit (phénomène si bien décrit par Willis et si fréquemment observé) persiste souvent après cessation de bruit, d'où nécessité de produire, de régler, de répéter cette excitation et de chercher de ce côté un soulagement que certains sourds ne trouvent nulle part ailleurs.

7° Les membranes qui servent en phonétique expérimentale à inscrire les vibrations sonores, arrivent à se bonifier par l'usage. Il est utile avant de commencer un tracé, de parler ou chanter devant elles ; ces membranes mortes et inertes, en caoutchouc, en ivoire, en mica, s'éduquent ou se rééduquent.

Il est très possible qu'il se produise dans les membranes du tympan et des fenêtres labyrinthiques des modifications moléculaires dont nous ignorons la nature. Ces modifications peuvent également porter sur la structure de la mastoïde et de la capsule labyrinthique.

Nous savons également qu'un violon devient plus harmonieux lorsqu'il a été mis durant une longue période entre les mains d'un musicien expert. Plus rapidement encore que la caisse, les cordes « se font », disent les violonnistes.

Les membranes employées en phonétique n'inscrivent que certaines vibrations selon leur épaisseur, leur constitution, leur qualité. Une membrane lâche comme le caoutchouc, inscrit le grave, les vibrations lentes ; une membrane rigide comme le mica, le verre, l'ivoire, inscrit l'aigu, les vibrations rapides, les harmoniques. Il en est de même pour notre oreille. Un tympan flaccide et aminci entend mal l'aigu ; un tympan épaissi entend mal le grave. Nos membranes de l'oreille peuvent même avoir une constitution telle qu'une note déterminée ne peut jamais être entendue. Il n'y a rien d'étonnant que le traitement rééducateur améliore peu ou pas du tout la perception de certains sons ; tel est le bruit de la montre pour certains sujets. Nous avons toujours eu la plus grande difficulté à faire comprendre cela à ceux de nos malades qui se servent exclusivement de leur montre pour apprécier le résultat de la kinésiphonie.

Tous les rééducateurs ont remarqué que l'amélioration portait sur les sons employés ; exeptionnellement il y a une sorte d'irradiation sur les sons voisins et quelquefois sur tous les sons (Urbantschitsch, Rousselot). Dans ce cas ce sont les troubles fonctionnels qui sont influencés par le traitement et il n'y a pas lieu d'aller chercher une explication phonétique.

8° Le traitement agit, d'autre part, d'une *façon sédative* sur tout le tractus auditif, puisque tous les phénomènes pénibles qui accompagnent la surdité ont tendance à disparaître. Les bruits subjectifs tels que bourdonnements, sifflements, bruits en jets de vapeur, etc., tendent à s'atténuer après une période d'excitation de quelques jours, période qui ne dure guère plus d'une semaine si l'on sait doser les séances ; les cas rebelles sont assez rares et concernent les sujets qui ont des bruits réguliers sans aucune rémission et de tonalité aigue. Ces cas, d'ailleurs, ne cèdent à aucun traitement, à aucune médication : seule la rééducation à chaud nous a donné quelquefois des résultats intéressants.

La céphalée, la sensation de lourdeur au niveau de la nuque et du front, la plénitude cérébrale et auditive si souvent dépeinte par les sourds, les petites névralgies passagères, fréquentes chez les arthritiques et partant vraisemblablement des osselets, tout cela s'estompe peu à peu et le malade, dès les premières séances, accuse un bien-être qu'il n'avait pas ressenti depuis longtemps.

L'effet sédatif s'étend même jusqu'aux vertiges si communs dans les affections d'oreille. Ils s'atténuent peu à peu ; rarement ils sont exaspérés. Nous avons noté quelquefois l'apparition d'étourdissements en traitant d'un seul côté ; la mise du récepteur sur l'oreille saine produisait aussitôt un vertige en sens inverse faisant disparaître le phénomène ; dans ce cas, le malade se sent entraîné du côté traité.

9° *L'action réflexe* est incontestable puisque Dogiel (cité plus haut) a constaté, chez des animaux, des modifications dans les battements cardiaques. En rétablissant la circulation auriculaire, on rétablit par irradiation, par extension ou par réflexe la circulation cérébrale et la circulation générale. Ceci expliquerait la sensation de bien-être et d'assurance qu'éprouvent certains sujets traités. Ce bien-être peut s'expliquer également par la disparition de la plénitude cérébrale occasionnée par une circulation défectueuse ; quant à l'assurance elle peut être due à la suppression de vertiges frustes qui rendaient la marche mal assurée. Cette assurance physique s'étend au moral et redonne courage et espoir au malade.

Si nous admettons cette hypothèse des réflexes, si brillamment mise en valeur par Bonnier, nous voyons qu'un traitement kinésiphonique peut rendre de véritables services pour des troubles qui, a priori, ne semblent pas liés à l'affection auriculaire.

A ce propos, nous parlerons rapidement de Mme H. 43 ans adressée à nous par le Dr Huard de Paris. Elle est sourde depuis 6 ans et cependant, depuis 23 ans environ, elle écrit avec beaucoup d'hésitation ; il lui semble qu'elle ne peut guider sa main ; d'autre part, elle manque d'équilibre dans la marche et il lui est impossible de monter dans un autobus sans risquer une chute ou un étourdissement. L'amélioration auditive se manifeste assez rapidement par le traitement, mais ce qu'elle remarqua dès les 1res séances ce fût la disparition des troubles précités. Vers la 5e séance, elle prétend pouvoir écrire avec une facilité extrême, comme il y a 25 ans ; vers la 8e, l'équilibre lui revient au point de lui permettre de marcher avec assurance et de monter en autobus ; vers la 15e la parole hésitante qui lui faisait hâcher les mots, sauter des syllabes etc.. disparaît : elle prétendait parler comme elle entendait et comme elle n'entendait que partiellement les mots, elle les répétait de travers en sautant les vocables non entendus. Dans notre cabinet cette malade fut présentée le même jour aux Drs Romme de Vilna (Russie), Ferreyra de Rosario (République Argentine) et Exter (Allemagne). Cette action dynamogénique s'explique par des phénomènes d'excitation réflexe partant du labyrinthe et nos connaissances physiologiques nous permettent de les comprendre aisément.

Comme autre action réflexe, vaso-motrice ou simplement névropathique nous pourrons citer le cas d'une autre dame dont la température s'élevait de 4 à 5 dixièmes les jours où elle subissait une séance kinésiphonique.

10° A ceux qui voient de la suggestion partout, nous voudrions faire quelques concessions ; nous voudrions expliquer ainsi quelques-unes de nos améliorations, trop heureux d'avoir découvert un appareil capable d'une telle sidération psychique, nous avons cherché si quelques-unes de nos observations, si quelques-uns de nos graphiques, pourraient faire place à cette hypothèse facile. masque de notre ignorance. De même que nous ne connaissons guère de surdités purement nerveuses, de même nous n'avons pas trouvé d'amélioration vraiment suggestives. Un résultat dû à la suggestion ne produirait pas des graphiques ascendants d'une telle régularité. Pour ne pas paraître trop révolutionnaire, nous émettons cette deuxième hypothèse ; de cette façon les plus sceptiques seront satisfaits ; nous n'en restons pas moins très fier d'arriver à soulager et à améliorer grandement quelques sourds, peu importe l'explication.

D'ailleurs ce traitement aurait-il pour résultat, dans quelques cas particulièrement graves, d'enrayer la maladie, de redonner un peu d'espoir et de relever le moral, nous jugerions déjà la chose intéressante. Que de fois nous avons vu des sourds désespérés par un consultant pessimiste qui prévoyait la surdité totale à brève échéance ; quelques bonnes paroles, des explications convaincantes, une légère amélioration remontaient ces malheureux ; non seulement l'ouïe était insensiblement réveillée mais en même temps disparaissaient les idées noires, l'abattement, l'insomnie, le dégoût de vivre ; la suggestion a pu dans ce cas amplifier les résultats réels, mais la suggestion n'est pas autre chose qu'une persuasion adroite, des explications plausibles et la démonstration de faits incontestés et incontestables. C'est un véritable devoir pour le médecin d'apprendre à un déshérité de l'ouïe quelles sont les seules planches de salut qui lui restent, cet apostolat dût-il lui coûter plus de peines que de profits.

CHAPITRE XVI

Les épreuves classiques nous permettent-elles un pronostic ?

Epreuve de Gellé. — Théoriquement il semblerait que certains sourds ne sont pas susceptibles d'amélioration, ce sont ceux qui présentent de l'ankylose des fenêtres labyrinthiques.

Gellé, à la suite de travaux remarquables, est arrivé à mettre au point un procédé qui indique d'une façon absolue l'état d'ankylose de l'étrier au niveau de la fenêtre ovale. Cette épreuve qui porte son nom est assez délicate à exécuter. Pour être sûr de ne pas faire de fautes de technique, nous nous sommes adressé au père de la méthode qui nous indiqua la thèse de son fils, thèse aussi brillante qu'intéressante.

En suivant les indications puisées dans ce travail, nous avons fait subir l'épreuve de Gellé à un grand nombre de nos malades à rééduquer, pensant obtenir de très mauvais résultats dans les cas ou l'épreuve était négative, car nous étions imbus de l'avis de la plupart de nos collègues, qui prétendent que la surdité est incurable lorsque l'ankylose de l'étrier est complète. Inutile de citer des noms d'auteurs, ils sont trop. Chavanne qui a écrit quelques lignes sur la rééducation de l'ouïe, a pourtant lu Urbantschitch qu'il cite, mais il considère cependant la mobilité des fenêtres comme indispensable. La théorie ici, comme en beaucoup d'autres points, ne s'accorde pas avec la pratique. Nous demandons à ceux qui parlent de la rééducation et des différents modes de rééducation, d'essayer la méthode avant de juger, de critiquer et de conclure.

Nous avons fait l'expérience sur une cinquantaine de sourds, les résultats rééducateurs furent aussi bons chez les uns que chez les autres.

La mobilisation mécanique des osselets n'est donc pas la seule explication de l'amélioration.

Il semble que si la nature a placé au niveau de la fenêtre ovale un osselet mobile sur une membrane, c'est que vraisemblablement cette articulation est utile. Nous savons néanmoins que les corps solides transmettent les vibrations. L'elasticité de l'os lui-même ne fait aucun doute ; certains ont même prétendu que le cercle tympanal était plus élastique que la membrane elle-même, ce qui expliquerait certaines ruptures du tympan par déformation traumatique du cadre, la membrane moins élastique ne pouvant pas suivre le cadre déformé. Une ankylose complètement ossifiée sera donc relativement bonne conductrice de mouvements de faible amplitude.

Les vibrations molaires du tympan peuvent devenir moléculaires à travers l'os ou la chaîne des osselets, ce qui ne les empêchera pas d'être transmises au labyrinthe par une de ces voies (os ou chaîne) et cela malgré la rigidité osseuse d'une ankylose complète. Les vibrations molaires des branches d'un diapason deviennent bien moléculaires dans le pied, or personne ne conteste la puissance des vibrations à ce niveau.

Nous pouvons citer enfin l'opinion de Zimmermann qui détruirait l'importance de l'épreuve de Gellé. Cet auteur, par des expériences intéressantes, est arrivé à prouver que les ondes sonores se transmettent du tympan au labyrinthe sans passer par les osselets, ces derniers n'ayant qu'un rôle de protection et d'accommodation par le jeu des muscles de la caisse.

Ce qui nous permet de démontrer l'importance de la transmission solidienne des sons, c'est ce fait constaté par tous, que l'épreuve de Gellé négative est loin de s'accompagner de surdité complète.

Les auristes qui tiennent toutefois à faire l'épreuve de Gellé pour connaître la mobilité de l'étrier, n'ont qu'à rechercher le « signe du muscle » que nous avons décrit plus haut (voir pag. 76). En une minute, ils verront si un diapason posé sur la mastoïde, vibre plus fortement au moment de la contraction de l'orbiculaire des yeux qui par synergie agit sur le muscle de l'étrier.

Des expériences faites par nous sur le vivant et sur une oreille expérimentale, expériences publiées dans la Revue hebdomadaire de Laryngologie du 15 février 1916, nous faisaient aboutir aux conclusions suivantes :

1º Les vibrations sonores recueillies par le tympan peuvent se transmettre à la fois par l'air (fenêtre ronde), par la chaîne des osselets (fenêtre ovale) et par l'os.

2º La rigidité des osselets ne gêne pas sensiblement la conduction sonore, elle empêche au contraire l'accommodation. Les articulations des osselets ne fonctionnent que pour l'accommodation et nullement pour la transmission des sons.

3º La spongiose des osselets et de la capsule labyrinthique gêne la transmission sonore, transmission d'autant plus défectueuse que le tympan épaissi ou aminci ne vibre pas pour certains sons. Chez les scléreux de la caisse à tympan presque normal, la surdité doit être due surtout aux modifications osseuses.

4º La fenêtre ronde doit remplir le rôle de soupape. Ce rôle est mis en valeur lorsqu'il y a perforation tympanique ou disparition des osselets et du tympan.

5º Lorsqu'il y a disparition des organes de la caisse, le rôle de la fenêtre ronde peut être rempli par la fenêtre ovale, mais il faut toujours que l'une des deux fenêtres soit protégée contre la vibration.

6º La trompe d'Eustache sert à équilibrer la pression atmosphérique sur les deux faces du tympan, pour permettre une bonne audition ; son ouverture périodique ne doit être que passagère.

Epreuves de Weber, de Rinné et de Schwabach. — Ces épreuves nous permettent de juger de l'état du labyrinthe acousti-que elles ne nous servent pas plus que la précédente à porter un pronostic ; le labyrinthe s'améliore très bien par la rééduca-tion sauf s'il y a *destruction complète* de l'organe de Corti ou du nerf auditif.

Signes d'hypo ou d'hyperexcitabilité labyrinthiques. — Seuls les signes d'hyperexcitabilité labyrinthique ont une impor-tance pour le pronostic et encore faut-il que l'hyperexcitabilité soit considérable au point de vue des vertiges, des bruits sub-jectifs et de l'hyperacousie, pour ne pas tenter la rééducation passive. Dans les cas moyens on peut sans crainte appliquer le traitement si l'on a la prudence de l'employer avec douceur d'une façon modérée et progressive. Le massage phonoïde agit comme excitant ou comme calmant selon les cas ou son mode d'application ; nous savons tous que certains médica-ment agissent en sens inverse selon leur dose : la terpine ar-rête ou augmente la sécrétion glandulaire, les bromures calment généralement mais excitent parfois certains malades, nous en savons quelque chose ayant été soumis à un traitement bro-muré à l'occasion d'une blessure de guerre. De toutes façons, dans les formes particulièrement délicates on peut sans aucune crainte faire des exercices acoustiques selon le mode actif ; les malades ne veulent ordinairement pas s'y soumettre, parce que le traitement est dans ce cas extrêmement long et la sur-dité est pour eux d'importance moindre que les autres troubles.

Limite supérieure des sons. — Les mesures de la limite su-périeure des sons avec le monochorde de Struycken nous per-met de connaître l'état du labyrinthe acoustique, c'est une mé-thode de diagnostic et non de pronostic pour le traitement. La rééduction ne modifie généralement pas cette limite.

CHAPITRE XVII

Contre-indications.

A *priori* l'on peut affirmer que tout sourd qui entend encore la voix peut s'améliorer; avant de commencer le traitement et malgré notre expérience en la question, nous ne pouvons dire si un sujet bénéficiera ou non de la méthode.

« Nous ne pouvons pas, dit Urbantschitsch, dans chaque cas de surdité congénitale ou acquise, déterminer de quelle façon et dans quelle étendue les nerfs et les centres acoustiques sont affectés, et même, dans un processus destructif de l'organe percepteur du son, on ne peut avec nos connaissances actuelles, préciser s'il s'agit d'une destruction partielle ou totale. Mais du moment qu'il reste seulement une partie de l'organe percepteur avec des voies conductrices, il est possible de réveiller par des exercices méthodiques et à un degré qu'on ne peut préciser à l'avance, l'activité fonctionnelle de la portion conservée. »

Tel est l'avis d'un auteur qui depuis 30 ans fait de la rééducation de l'ouïe ; nos conclusions actuelles sont identiques.

La seule contrindication formelle est donc la *surdité totale*, qu'elle soit syphilitique, méningitique, congénitale ou toxique.

A côté de cette contre-indication absolue, il en est d'autres relatives, c'est ainsi qu'il vaut mieux ne pas rééduquer un *otorrhéique* et attendre la guérison de la suppuration. Un suintement léger dans une caisse vide d'osselets ne doit pas empêcher les séances, puisque cette légère sécrétion est améliorée fréquemment par l'action trophique de la vibration kinésipho-nique.

Si le malade a des vertiges ou des bruits violents, il vaut mieux agir avec prudence ou commencer une cure calmante avant de faire du massage phonoïde, nous venons d'en parler au chapitre précédent.

Lorsque le traitement provoque ou réveille des *bruits sub-jectifs* pénibles et persistants il est indiqué de s'arrêter, de ne reprendre le traitement qu'après interruption passagère ou d'appliquer la diathermo- kinésiphonie.

La *surdité sénile* n'est pas une contre-indication, car certains vieillards bénéficient considérablement d'un entraînement au-ditif bien réglé. Parfois les vieillards ont l'ouïe douloureuse, cela gêne le traitement et il faut commencer par des séan-ces courtes et très douces.

La *paracousie de Willis* ou surdité paradoxale indique que le malade est heureusement influencé par le bruit ; c'est donc d'après certains auteurs une indication formelle de traitement, mais nous n'avons pas remarqué que ces malades bénéfi-ciaient plus que les autres de la rééducation.

Les *otites subaigües* retirent une grosse amélioration de la vibration et on peut l'appliquer avec succès lorsque le traite-ment ordinaire (soins naso-pharyngiens, cathétérismes etc...) a été appliqué. Les exercices kinésiphoniques favorisent cer-tainement la régression rapide des exsudats et empêchent l'an-kylose et la sclérose adhésive de s'installer.

Toutes les autres variétés de surdité chronique peuvent bé-ficier plus ou moins du massage phonoïde.

CHAPITRE XVIII

Pourquoi l'amélioration n'est elle pas égale chez tous les sujets ?

La meilleure façon de porter un pronostic sur le cas à traiter est d'être entraîné à la rééducation, c'est la pratique seule qui nous instruira et malgré tout, nous nous tromperons. Plusieurs facteurs entrent en jeu pour faire varier les résultats thérapeutiques.

Sans chercher très loin il est facile de comprendre qu'une surdité ancienne et très avancée, chez un cachectique ou chez un vieillard, s'améliorera plus lentement que chez un sujet jeune, en pleine vigueur intellectuelle et physique.

L'expérience nous a démontré que les cas les plus rebelles concernaient les surdités labyrinthiques très prononcées et ceux où les bourdonnements sont violents. L'état de nervosité où se trouvent certains sujets à bruits subjectifs pénibles est une mauvaise condition.

Les scléroses de la caisse font partie de ces cas moyens ; certaines s'améliorent avec beaucoup de lenteur.

Les scléroses mixtes tympano-labyrinthiques s'améliorent parfois avec facilité ; le traitement classique ne donne au contraire aucun résultat dans ces formes. L'onde sonore a donc une *action vraiment spécifique sur le labyrinthe.* Lorsque cet organe est relativement peu atteint, on peut obtenir de véritables résurrections de l'ouïe.

Les formes infantiles sont parfois de véritables conquêtes de la méthode.

Les surdités unilatérales bénéficient énormément du massage phonoïde, surtout lorsque l'écart auditif n'est pas trop considérable entre les 2 oreilles ; lorsque l'écart est très grand, il est difficile d'arriver à égaliser la perception auditive, dans ce cas le malade ayant une oreille très bonne ne s'aperçoit pas toujours de l'amélioration du côté atteint ; il se peut même qu'une rechute se produise si le rééduqué conserve l'habitude de se servir exclusivement de l'oreille saine ; on doit conseiller d'obturer la bonne oreille comme les ophtalmologistes obturent, l'œil sain des strabiques dont ils rééduquent l'œil malade.

L'otite cicatricielle avec ou sans disparition des osselets s'améliore facilement.

La bonne volonté à se faire traiter a son importance ; nous considérons comme déplorable le cas d'un sourd suivant le traitement à contre cœur, trouvant que les soins sont trop longs, le dérangement trop considérable etc... D'aucuns prétendent avoir tout essayé alors qu'ils n'ont consulté qu'un certain nombre d'empiriques, ils sont découragés avant de commencer. L'optimiste s'améliorera plus vite, il se conformera aux conseils donnés, son cerveau sera plus apte à saisir et à recevoir ce qu'on lui enseigne.

La mémoire des associations sonores est chose très importante ; elle se manifeste très facilement en faisant une épreuve de mensuration à la voix ; s'il y a un mot qui est mal perçu, à une distance très inférieure à celle de perception des autres sons, rapprochez-vous, articulez soigneusement, répétez plusieurs fois en attirant l'attention du sourd sur les syllabes mal comprises ; vous pouvez vous reculer et prononcer des mots au hasard, si vous y intercalez, sans prévenir, le mot primitivement mal perçu, il a beaucoup de chances d'être compris.

La rééducation cherche à développer la faculté d'interprétation des sons ; il est facile de comprendre que chaque sujet a des prédispositions individuelles, difficiles à reconnaître sans avoir tâté le terrain.

Lorsqu'un bambin de 5 ans commence à apprendre l'A. B. C., il est difficile de savoir s'il aura des aptitudes pour les sciences ou les arts, comment affirmer à coup sûr que tel sourd fera une rééducation rapide de son ouïe. On m'objectera que l'éducation intellectuelle est toute différente de l'éducation des sens, je répondrai que c'est l'éducation des sens qui permet celle du cerveau ; supprimez les sens, vous serez incapable de former un esprit, vous serez même incapable de lui apprendre quoi que ce soit. Une bonne irrigation cérébrale, rare chez les artério-scléreux, une riche épuration des toxines, rare chez les arthritiques, sont des facteurs de 1er ordre ; les anémiques, les chlorotiques, les adénoïdiens, apprennent difficilement ; les artério-scléreux ont le droit d'améliorer lentement leur surdité.

Les sujets nerveux, excitables, dont le moindre ennui et la plus insignifiante contrariété affaiblissent l'ouïe, sont de mauvais malades ; ils se désespèrent dès qu'une perte auditive légère se manifeste, tandis qu'ils remarquent à peine les jours où ils sont mieux. Ils ne jugent pas d'après l'ensemble de l'amélioration, mais d'après un mot, une conversation mal perçue. Tous les sourds ont des hauts et des bas dans leur état, ceux dont les écarts sont considérables sont toujours très difficiles à améliorer.

Quand un malade supporte une intensité sonore très faible, nous le considérons comme un cas défavorable car nous prétendons qu'un des facteurs essentiels de la rééducation passive, c'est l'intensité des sons. Généralement le sujet s'habitue et s'entraîne ; son ouïe douloureuse disparaît ; si ce résultat n'est pas acquis au bout de quelques séances il est rare que nous obtenions une très forte amélioration.

Lorsque les bruits subjectifs sont minimes, ils s'atténuent facilement, lorsqu'ils sont très forts on n'obtient souvent qu'une diminution de leur intensité ; ce qui est plus ennuyeux encore c'est la lenteur de l'amélioration chez ces sujets qui, énervés

par leurs bruits, découragés par la lenteur relative du traitement, abandonnent facilement leur cure ; nous ne saurions
trop les encourager à continuer, car c'est souvent le dernier
espoir qui leur reste.

Nous avons remarqué, dès nos 1res observations, que les
femmes présentaient souvent des résurrections auditives plus
brillantes que les hommes. Quelques esprits chagrins vou-
dront y voir des phénomènes névropathiques ou des améliorations suggestives, c'est possible, mais l'hypothèse suivante
nous paraît plus vraisemblable. L'homme se sert généralement
davantage de son ouïe ; ses affaires l'obligent à faire travailler
continuellement son organe ; la femme, au contraire, reléguée
au foyer, reste souvent des heures entières sans entendre de
voix humaine ; si elle a le malheur d'être dure d'oreille, l'i-
solement sera complet, car ses bonnes amies fuiront un être
aussi inutile et aussi peu sociable. La surdité chez l'homme
sera partiellement enrayée par cette rééducation de tous les
instants ; ce qui sera obtenu par l'entraînement auditif pro-
fessionnel ne pourra pas l'être par notre méthode. La femme,
au contraire, nous arrivera vierge de toute gymnastique acoustique ; sa rééducation sera brillante et rapide, telle est l'explication de quelques remarquables succès.

L'hypothèse ci-dessus peut servir à comprendre pourquoi
l'amélioration pour la voix chuchotée est souvent plus considérable que pour la voix haute. Le fait de ne jamais entendre
parler en voix chuchotée a fait perdre au sourd l'habitude de
percevoir cette variété de sons, tandis que son oreille est éduquée pour la voix laryngée, la plus employée. Cette explication n'est d'ailleurs pas la seule, les scléreux de la caisse, par
exemple, qui entendent relativement bien la voix chuchotée,
s'amélioreront plutôt pour cette variété de vibrations (1).

------

(1) Voir fig. 4 le graphique de dissociation entre l'amélioration pour
les mots isozonaux graves et les mots isozonaux aigus.

Comme autre cause gênant le pronostic, nous ne reviendrons pas sur ce que nous appelons l'impotence fonctionnelle surajoutée aux lésions anatomiques, nous en avons parlé longuement plus haut (V. chap. II). L'importance du trouble fonctionnel est impossible à déterminer d'avance.

Avant de promettre une guérison rapide, nous demanderons encore à ceux qui emploient ou non notre méthode et notre instrumentation, de se pénétrer de ce que nous avons écrit au chapitre XII (Résultats pratiques) ; ils y trouveront d'utiles explications à fournir à leurs clients. La lecture sur les lèvres, la faculté d'observation, le degré de surdité qui place le sujet dans telle ou telle zone auditive, tout a son importance et doit peser dans la balance du pronostic.

En résumé :

Contre-indication absolue :

Surdité totale.

Cas défavorables (1) :

Surdi-mutité, surdité congénitale non absolue.

Sclérose avancée de la caisse.

Scléroses séniles.

Labyrinthites graves.

Surdité avec bruits subjectifs intenses ou vertiges violents.

Surdités s'accompagnant de lecture sur les lèvres, de nervosisme ou de sensibilité exagérée aux bruits.

Cas favorables :

Scléroses infantiles.

Formes unilatérales.

Scléroses tympaniques et tympano-labyrinthiques de gravité moyenne.

Otites cicatricielles.

Labyrinthites ordinaires.

---

(1) Les cas défavorables ne sont pas forcément incurables : nous avons traité par exemple, avec plein succès, quelques scléroses séniles, labyrinthites et tympano-scléroses. C'est une simple classification très schématique révélée par la pratique.

CHAPITRE XIX

L'amélioration se maintient-elle ?

Cette question est l'une des plus fréquentes posées par les malades ou par nos confrères. D'après nos observations personnelles qui montent à plus de 800 à l'heure où nous écrivons ces lignes, nous pouvons affirmer que les rechutes sont assez rares, toutefois il faut s'expliquer sur ce point et diviser les malades en deux catégories.

Les uns, après guérison, continuent leur rééducation du

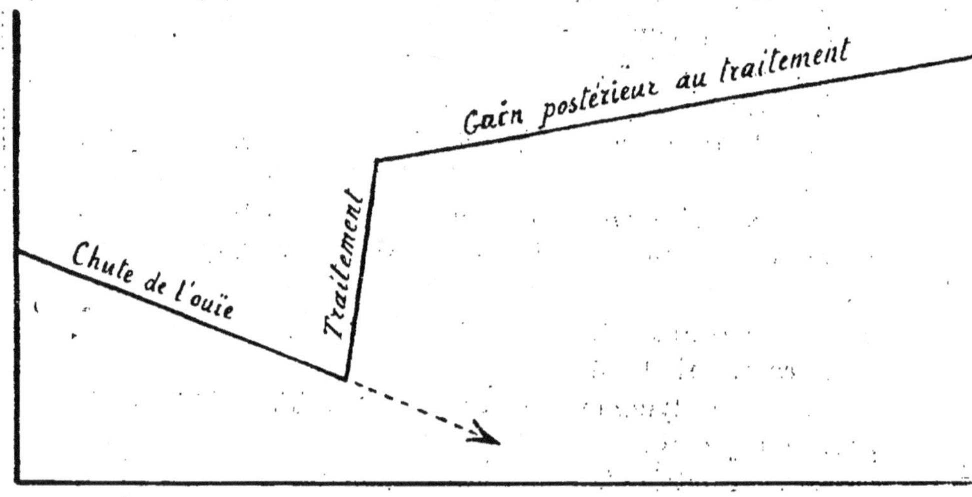

Fig. 11.

fait de l'entraînement subi ; ils ont réappris à écouter, désormais ils font travailler leur oreille dans toutes les circonstances où ils le peuvent. Dans ce cas il n'est pas rare de revoir plus tard ces clients avec une nouvelle amélioration. La réé-

ducation dont le mouvement a été déclanché par la cure kinésiphonique, se poursuit au milieu des occupations quotidiennes (Voir le graphique de la fig. 11). Parmi ceux-ci, la
plupart maintiennent intégralement leur amélioration, sans
gain nouveau (fig. 12).

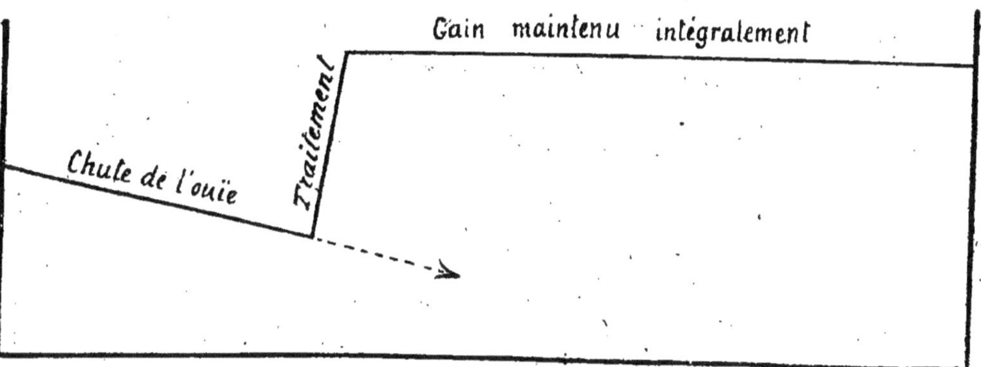

Fig. 12.

Les autres sont des paresseux avérés de l'ouïe ; malgré
tous leurs efforts et leur bonne volonté, il y a rechute, rechute
partielle mais réelle. C'est parmi les nerveux, les fatigués, les
déprimés que se recrutent ces récidivistes. Il ne s'agit certainement pas de progression des lésions anatomiques, puisque
c'est dans les quelques mois qui suivent que se produit cette
rechute, ce sont donc bien les troubles purement fonctionnels (surdité psychique par inattention, par paresse, par
aboulie ou par phobie) qui, de nouveau, font leur apparition.
Dans ce cas il est nécessaire de recommencer de temps en
temps quelques séances, tout comme les constipés et les hépatiques vont chaque année à Plombières, à Châtel-Guyon ou
à Vichy.

Il résulte de nos observations, que l'amélioration se maintient d'autant mieux qu'elle a été *plus importante, plus complète* et surtout *plus rapide*, c'est sans doute pour cette raison
que les rechutes sont peu fréquentes avec notre mode de trai-

tement, tandis qu'elles sont la règle pour des procédés imparfaits et d'action lente.

Il se produit quelquefois de fausses rechutes dont le graphique ci-contre nous donne l'explication. Un malade a une surdité progressive due à ses lésions anatomiques contre lesquelles nous ne pouvons rien, pas plus que nous ne pouvons empêcher les gens de vieillir et... de mourir. Les sports, l'hygiène, le grand air, la gymnastique reculent la vieillesse, la rééducation auditive recule l'époque où l'oreille sera morte.

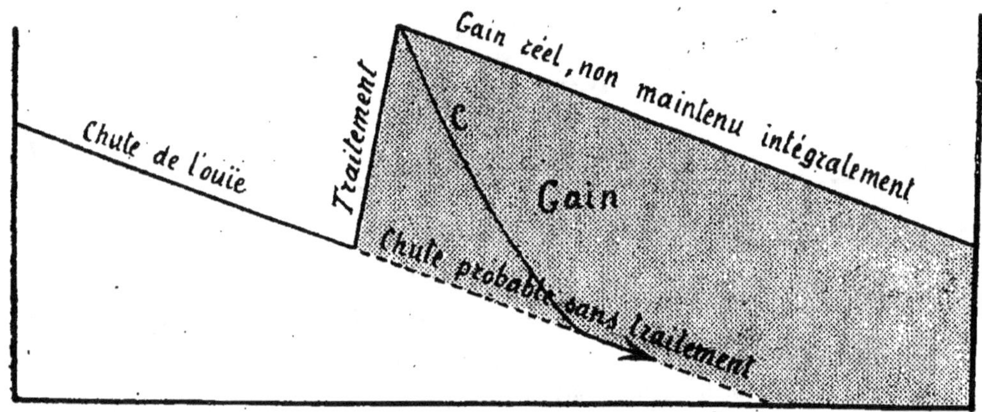

Fig. 13

Sur la fig. 13 nous voyons la chute progressive de la maladie ; sous l'influence du traitement le niveau auditif remonte mais la vitesse de chute reprend. Il est possible qu'au bout d'un an ou deux, le sourd ait perdu ce qu'il a gagné, mais où en serait-il sans le traitement? Les deux chutes d'avant et d'après la cure sont parallèles et ne se rattraperont pas : toute la zône ombrée représente le gain absolu ; il faudrait une dégringolade comme le représente la ligne C pour que le traitement soit sans résultat.

Le graphique de la fig. 14 nous montre qu'il y a parfois nécessité de reprendre le traitement pour empêcher la rechute ; our cela il faut surveiller le malade, prendre des mesures tous les six mois ou tous les ans et refaire de la rééducation dès que le besoin s'en fait sentir.

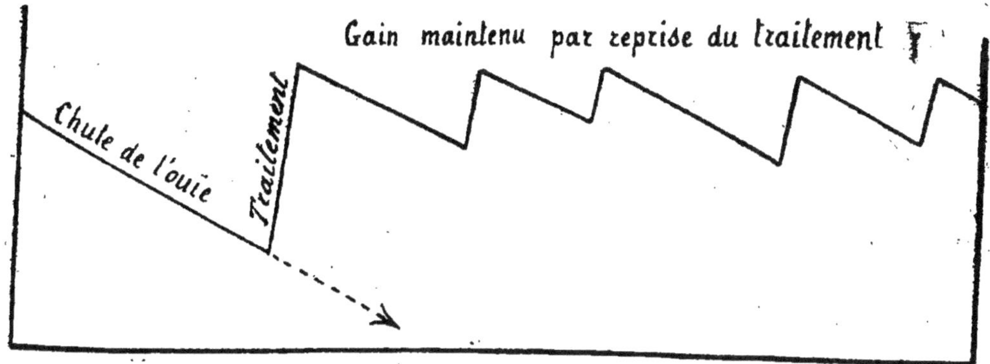

Fig. 14.

Le graphique de la fig. 15 est un exemple typique de ce que peut donner la rééducation ; il s'agit de l'observation de Mlle Cl... que nous avons donnée en 1912 dans notre « Traitement de la surdité ». Cette cliente, âgée de 29 ans en 1912, nous fut adressée par le Dr Dufour de Paris ; sa surdité progressive date de 1903 ou 1904 (voir sa propre lettre parue dans le travail indiqué). Elle fut soignée par tous les procédés connus, (insufflations, massage, électricité) à Paris, à Genève, à Lausanne et à Ax-les-Thermes, par 6 médecins dont elle donne les noms ; la rééducation diapasonique fut même tentée sans résultat. La chute auditive arriva à 2 cent. (voix haute) ; lorsque nous publiâmes le résultat l'amélioration était montée à 1 m. 25; par un 2e traitement fait en 1913, l'ouïe arriva à 2 m. 30. Il y a donc possibilité de gagner davantage au reprenant le traitement après une période de repos. Il faut sérier les exercices acoustiques passifs et actifs, car faits sans arrêts ils arrivent à fatiguer l'oreille qui s'accoutume à l'action excitante de l'onde sonore. A partir du 2e traitement la cure annuelle maintient à peu près le résultat, puisque nous trouvons 2 m. 15 en 1914, 2 m. en 1916 et 1 m. 95 en 1917. Pendant l'année de 1915 le traitement fut fait sans que nous pûmes prendre des mesures, étant mobilisé sur le front, les autres ayant été prises à la faveur d'une permission. Nous remarquerons qu'il y a une chute entre chaque période de massage kinésiphonique, malgré tous les exercices auxiliaires conseillés et suivis soigneusement (massage vocal, exercices de.

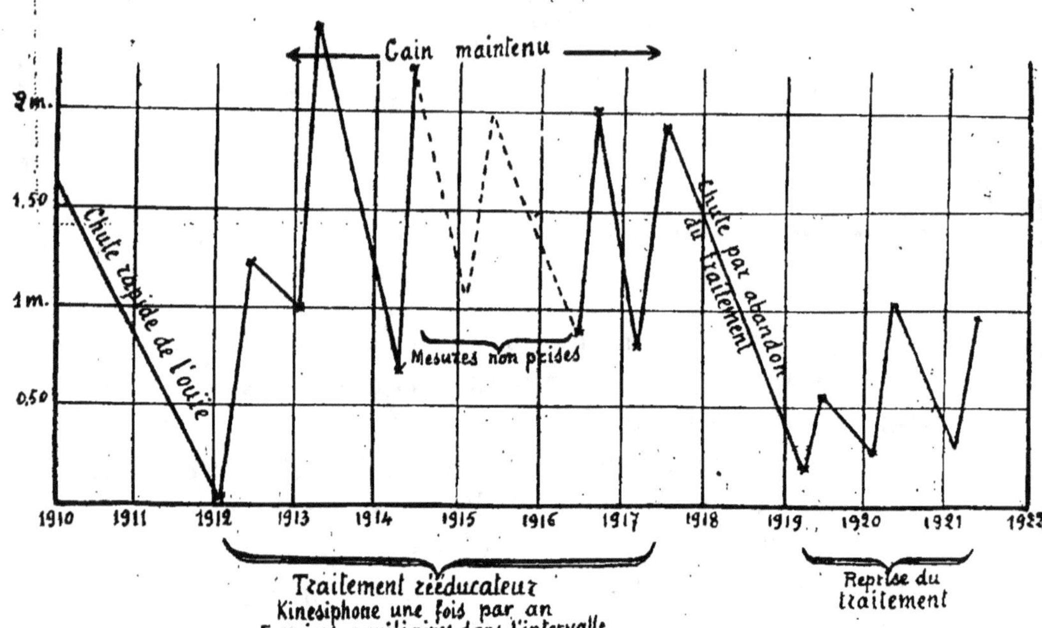

Fig. 15.

la voix, musique) ; ce qui prouve que dans les cas graves la rééducation passive par le massage phonoïde est le procédé le plus puissant.

Pendant la période de 1917 à 1919 tous les traitements furent abandonnés, la malade fuit Paris et va s'isoler à la campagne ; la surdité suit son cours et s'aggrave du fait de la suppression de tout exercice acoustique. Les traitements kinésiphoniques, des années 1919, 1920 et 1921, avec exercices auxiliaires intercalés, nous permettent de regagner du terrain ; malheureusement le désastre des 2 années de repos, ont laissé sur son ouïe des traces que la rééducation ne peut effacer complètement. Cette observation de longue haleine est d'un intérêt trop grand pour que nous n'en parlions pas, à propos des rechutes possibles et fatales dans des cas d'une telle gravité. (Sclérose mixte tympano-labyrinthique ou oto-spongiose avec extension labyrinthique).

Lorsqu'un malade rééduqué revient dans son milieu, son entourage entraîné à parler fort trouve une amélioration considérable ; peu à peu on s'habitue à son nouvel état, on baisse la voix, et le malade se figure entendre de moins en moins ; ainsi s'explique une autre variété de fausses rechutes qu'on ne doit pas imputer à la méthode. Les malades qui passent de la 4me à la 5me zône (voir chap. XII, 3me explication) sont dans ce cas et nous portons un mauvais pronostic lorsque nous commençons un traitement à un malade placé en haut de la 3me zône ou au bas de la 4me, malade qui oblige à élever la voix pour lui parler, sans toutefois se rapprocher de lui.

En principe nous ne pouvons pas promettre à un malade chronique de ne jamais le voir rechuter ; nulle méthode, reposant sur la rééducation ou la gymnastique fonctionnelle, ne peut éviter cet écueil. Tout exercice *actif* doit être continué par l'entraînement quotidien inconscient, tout exercice *passif* par des cures intensives faites de temps en temps.

D'ailleurs un traitement est-il sans valeur du fait qu'une rechute est possible ? Certes non et si nous devions raisonner ainsi, nous pourrions supprimer les médications et les méthodes les plus héroïques.

Nous avons vu plus haut (chap. XIV) que le malade peut facilement se traiter chez lui pour éviter ou ralentir une rechute — si son cas le nécessite —, quand il a la volonté d'arriver à un résultat ; la rééducation active, le cornet de Tillot, la gymnastique musculaire, etc... sont des armes puissantes pour qui sait s'en servir. Le médecin, rééducateur et clinicien, saura parer à toute éventualité en mettant en œuvre les ressources variées de la thérapeutique et de l'hygiène. Il devra surtout déconseiller à ses clients rééduqués la lecture sur les lèvres, car tout malade qui s'aide ainsi, met inconsciemmt ses oreilles au repos (voir chap. XXIII)

CHAPITRE XX

Pourquoi quelques auristes dédaignent la rééducation auditive?

Nous avouons que la rééducation a contre elle beaucoup d'éléments. Les débuts furent durs, parce que la technique était défectueuse et les résultats incertains, douteux ou longs à attendre. Peu de malades, peut-être encore moins de médecins, eurent la patience et la foi nécessaires pour atteindre le but. Le spécialiste, dont le rôle se bornait à encourager et à prescrire tels ou tels exercices, se fatiguait rapidement à force de répéter les mêmes exhortations ; il ne prenait plus les mesures exactes de l'acuité auditive, seule façon de déceler les progrès. Le client peu à peu abandonnait son traitement, l'échec était au bout, la rééducation perdait deux adeptes, le malade d'abord, le médecin ensuite ; le manque de constance et de technique en étaient la cause.

Les méthodes instrumentales furent l'apanage de quelques auteurs ; elles eurent souvent contre elles, le manque de contrôle scientifique et indépendant. Tel procédé était tellement coûteux qu'aucun auriste, sauf le créateur, ne put se payer le luxe d'un essai ; tel autre avait le grave tort de naître dans l'Ecole d'à côté ; la phonétique n'est pas une science officielle, or c'est l'étude de la phonétique qui a mis sur la voie de la rééducation auditive.

Quelques appareils employés voulurent faire croire, par un secret jalousement gardé, à des vertus miraculeuses. Le mé-

-decin, par principe, n'aime pas les remèdes secrets, il dédai-
gne comme antiscientifique le procédé dont l'auteur cherche
quelque dissimulation ; en cela, il a bien raison, mais la méthode s'en est vivement ressentie.

Et puis quel est le médecin qui n'a pas constaté tel ou tel
insuccès chez des malades ayant été traités par la rééducation
et voire par la kinésiphonie ?

Nous avons 5 % d'échecs absolus, 20 % de succès médiocres,
ces 25 % circulent chez nos confrères qui estiment que notre
procédé ne vaut rien, comme l'anglais qui débarquant à Bou-
logne et voyant une femme blonde télégraphia chez lui : « En
France toutes les femmes sont blondes. » Ils ne voient pas les
75 autres malades qui ne retournent pas chez eux parce qu'ils
n'ont plus besoin de leurs services. Parmi ces 75, il y certainement des rechutes dues à ce que nos clients ne suivent pas
toujours nos conseils, et ces rechutes, elles aussi, sont vérifiées
par d'autres auristes qui parlent dès lors ouvertement des insuccès de la méthode.

Au fond le spécialiste a le droit d'être sceptique, il a déjà vu
tant de méthodes sans lendemain, qu'il veut la consécration de
l'expérience et du temps. Nous nous rappelons toujours quelques articles élogieux, faits par de brillants auristes, dans les re-
vues les plus fermées, articles où la thiosinamine devenait une pa-
nacée pour les pauvres sourds ; d'autres articles devaient com-
pléter les premiers et donner les résultats ; le monde savant
attend toujours. Nous avons attendu moins longtemps, puisqu'en 1908 (1), nous avons publié nos essais ; nous devons
avouer que l'échec fut pitoyable pour ne pas dire désastreux.
Nous montrons par là que nous savons accuser les coups ;
ayant publié naguère nos insuccès, nous sommes en droit aujourd'hui de prendre notre revanche.

____

(1) *Bulletin officiel de la Société médicale des Praticiens.*

CHAPITRE XXI.

Réponse à quelques objections

Après avoir nié les résultats on a accusé les méthodes instrumentales et la nôtre particulièrement d'être dangereuses. Il est incontestable que certains sourds ne supportent pas facilement le bruit et un appareil *mal manié* peut, dans quelques cas très rares, produire des *bourdonnements,* de la *céphalée,* des *vertiges,* de la *diminution de l'ouïe,* de *l'agitation,* de *l'insomnie* et même une *poussée fébrile.* Urbantschitsch lui-même en signale la possibilité.

Tous ces petits accidents disparaissent dans les heures ou les jours qui suivent, ils sont extrêmement rares et ne se rencontrent guère que chez les névropathes et chez les gens à labyrinthe hyperexcitable ; les femmes surtout y sont sujettes. Ce n'est pas une raison pour généraliser et conclure comme certains détracteurs : *ab uno disce omnes.* On ne doit pas juger une méthode parce qu'un malade ne sera pas revenu guéri, mais plutôt fatigué d'une séance de kinésiphonie.

Ces troubles se sont produits environ 10 à 15 fois sur les 800 et quelques malades traités jusqu'à ce jour ; nous prétendons que la faute ne doit pas retomber sur l'appareil, mais à peu près toujours sur l'opérateur. En suivant nos conseils de prudence et en faisant au début du traitement des séances courtes et faibles, l'on évitera les reproches illégitimes dont on nous accuse.

Il ne faudrait pas non plus étendre à la kinésiphonie les inconvénients ou accidents signalés par l'usage d'appareils dont le timbre n'est nullement phonoïde, ce qui rend ces appareils inefficaces ou dangereux.

Malgré les renseignements techniques que nous fournissons aux auristes qui veulent bien nous les demander, il y en a peut-être qui, se croyant capables d'appliquer la méthode sans discernement, ont pu avoir des insuccès dont eux-mêmes, mais non l'appareil, sont responsables.

Qu'il nous soit permis de citer une phrase que nous a écrite le P' Breitung : « Toute machine est une force morte, elle n'acquiert de la vie que dans la main du maître. Il est erroné de dire : la méthode ne vaut rien ; tout au plus peut-on dire : dans ma main elle ne donne rien. » Cette phrase si profonde, trouve pleinement son application.

Tous les auristes savent qu'une application thérapeutique quelconque peut occasionner des troubles auriculaires ; au moment où nous écrivons ces lignes, nous soignons 2 clientes qui ont eu des bourdonnements provoqués par un seul cathétérisme et un jeune homme dans le même état à la suite d'applications plus nombreuses. Les bourdonnements durent depuis 10 ans chez l'une des clientes, est-ce à dire qu'il faut bannir complètement la sonde d'Itard de notre arsenal ?

On a accusé la kinésiphonie de n'être pas scientifique ; la thérapeutique que je sache, est un art et non une science. Les grandes lois thérapeutiques ont été précédées par des essais empiriques.

Beaucoup d'auristes pénétrés de l'enseignement classique donnent aux épreuves de l'ouïe un rôle exagéré. Il faudrait d'après eux que tous les malades traités par la rééducation subissent quotidiennement les épreuves longues et variées des diapasons ; c'est une chose qu'il est peut-être possible de faire dans un hôpital où l'on a sous la main un grand nombre d'élèves, mais un praticien ne peut pas passer sa journée à observer ou à traiter 4 malades. D'ailleurs, pour répondre à cette objection ou à l'accusation de présenter des observations insuffisamment complètes, nous dirons que nous avons soumis quelques malades à des épreuves nombreuses sans que cela nous ait servi à quoi que ce soit (voir chap. XVI) car les épreuves diapasoniques ne nous permettent pas de connaître le degré de surdité dû à la lésion et celui dû à la fonction, mais plutôt la localisation et quelquefois la nature de l'affection.

Seule l'acoumétrie a une importance capitale en rééducation auditive ; puisque nous cherchons à étendre le champ auditif, il importe de le mesurer. Si le lecteur se reporte au chapitre XI il verra que la mensuration de l'acuité auditive à la voix est actuellement la méthode de choix ; si peu scientifique que soit cette méthode, il faut s'en contenter.

Certains qui ne croient qu'à ce qu'ils voient · comme si on pouvait voir un trouble fonctionnel — nient la possibilité d'améliorer ou de guérir certains sourds sous prétexte que quelques lésions visibles au microscope, comme l'ossification des fenêtres labyrinthiques, sont incurables. Or, de deux choses l'une, ou ces malades n'entendent rien et nous les considérons évidemment comme incurables, ou ils entendent un peu et nous les traiterons, car leur ossification n'est pas un obstacle complet : les vibrations passent par une autre voie, la voie osseuse vraisemblablement ; la rééducation ne peut-elle pas améliorer la conductibilité de cette voie accessoire ? Ne peut-elle pas rendre plus sensible les organes récepteurs sans avoir la prétention d'agir sur l'ossification ?

Nous considérons que l'amélioration ressentie par le malade, amélioration constatée par les mesures ou décrite par lui et portant sur son audition, ses bourdonnements, son bien-être cérébral, etc.., nous considérons tout cela comme de plus d'importance pratique qu'une diminution ou une augmentation de quelques secondes sur le Schwabac et le Rinne.

En somme nous ne nions pas l'intérêt et l'importance de toutes les épreuves, mais en pratique il faut se borner à celles vraiment utiles et indispensables. Un client ordinaire ne veut pas toujours se prêter aux examens longs et fatiguants que l'on fait subir à un malade d'hôpital.

CHAPITRE XXII

Doit-on conseiller les amplificateurs sonores ?

Nous voyons tous les jours des sujets qui nous demandent un avis avant d'acheter un cornet acoustique ou un microtéléphone ; nous ne parlons pas de ceux qui vont directement se procurer un de ces mille appareils, plus ou moins invisibles, qui soulagent la bourse beaucoup plus que l'audition.

Par la rééducation nous diminuons le nombre des infirmes qui ont besoin des appareils amplificateurs ; toutefois quelques rééduqués qui n'entendaient pas la voix et qui ont retrouvé suffisamment l'ouïe pour entendre une conversation privée seraient très heureux de pouvoir participer à une conversation générale, à un sermon ou à une conférence ; or très fréquemment un auriste consulté a déconseillé l'usage d'un micro-téléphone ou d'un cornet sous prétexte que ces appareils rendaient l'ouïe paresseuse ou fatiguaient l'oreille.

Examinons la part de vérité qui a guidé le médecin. Il est certain que l'usage continuel d'un amplificateur puissant arrive à déprimer la fonction auditive soit *par excès de bruit,* soit *en empêchant le malade de faire des efforts pour écouter.* Eliminons ces 2 conditions défavorables et nous aurons un appareil qui pourra rendre quelques services.

Le malade ne doit se servir de son appareil que lorsqu'il ne peut pas faire autrement ; il doit avoir un instrument réglable qui fera arriver à son oreille une amplification nécessaire mais jamais exagérée ; il faut que même avec son appareil *il soit obligé de faire un effort d'attention auditive* et dans ce cas il pratique un exercice qu'il n'aurait pas pu faire sans lui.

Loin de lui être nuisible, si le sujet ne s'en sert pas avec abus, l'appareil lui rendra service en le poussant à faire de petites séances de rééducation active chaque fois qu'il en aura l'occasion. L'avantage est donc double; 1°, perception de conversations nouvelles, 2°, amélioration de l'état auditif par rééducation active.

Les auristes donnent souvent avec raison des conseils opposés parce que les malades se servent au petit bonheur de leurs appareils sans aucune modération, sans aucune méthode. Ils abusent de la facilité qui leur est apportée pour ne plus exercer leur oreille, ceci en diminuant leurs efforts d'attention.

Selon les formes de surdité, selon les occupations du client, selon sa fortune et selon son souci de cacher son infirmité, nous devons conseiller tel ou tel appareil ; malheureusement tous les amplificateurs sérieux sont assez volumineux.

Les cornets acoustiques sont très simples de construction, mais sont établis par empirisme, sans rège précise ; ils sont d'autant plus volumineux qu'ils sont plus puissants ; un cornet très petit est avantageusement remplacé par la propre conque de l'oreille, ou par la main placée en arrière du pavillon.

Les micro-téléphones sont de construction délicate, de prix élevé, de réglage difficile ; les piles s'usent un peu vite ; peu de clients sont satisfaits de leur emploi et nous croyons qu'il y a des progrès à réaliser dans cette voie.

Tous ces appareils amplifient surtout les vibrations graves mais très mal les vibrations aigües et les harmoniques ; c'est pourquoi beaucoup de sourds ne peuvent s'y habituer car la voix est notablement transformée. Seuls en bénéficient les malades qui entendent assez bien l'aigü et mal le grave, car alors leur appareil amplifie justement ce qu'ils n'entendaient pas.

Théoriquement il semble impossible de construire un appareil qui amplifie également toutes les vibrations ; nous avons vu plus haut (chapitre XV) que chaque membrane, selon son épaisseur, son diamètre ou sa constitution, vibrait ou non devant certains sons mais non devant tous. Il faudrait en outre créer un mode de réglage pour remplacer les muscles accomodateurs de notre oreille.

Comme conclusion, on peut dans quelques cas conseiller un amplificateur sonore, mais il est extrêmement difficile de trouver ce qui convient à la nature de la maladie et au degré de surdité.

CHAPITRE XXIII

Faut-il apprendre la lecture sur les lèvres ?

Si nous avons à faire à un malade dont la surdité avancée ne lui permet plus d'entendre la voix et pour lequel la rééducation auditive n'a été d'aucune utilité, nous lui conseillons très franchement d'apprendre la lecture sur les lèvres. Dans tous les cas, au contraire, où le malade sourd a intérêt à conserver ce qui lui reste d'audition nous déconseillons vivement ce palliatif.

En exposant ainsi notre opinion, nous allons étonner nombre de confrères qui donnent un conseil inverse lorsque leurs traitements non rééducateurs ont échoué ; c'est d'ailleurs une consolation qui n'est pas acceptée de bon cœur par les malades et, après quelques leçons de lecture sur les lèvres, beaucoup s'en vont découragés et déçus. Phénomène bizarre, ceux qui ont appris cette lecture ont généralement beaucoup de difficulté à suivre une conversation tandis que beaucoup de sourds, des enfants et des femmes surtout, lisent avec une facilité étonnante sans en connaître les principes. Certains malades même ignorent complètement la faculté qu'ils possèdent, (voir page 59, obs. de Mme O. L.)

Tout sujet qui lit sur les lèvres ne fait aucun effort d'attention auditive ; il y supplée par l'attention visuelle, cette dernière étant pour lui moins pénible que l'autre. Dès lors, ce malade est voué fatalement à la surdité complète par progression régulière et constante, car les troubles fonctionnels *ex non usu*, par paresse acoustique, vont en empirant.

Nous déconseillons donc à la plupart de nos clients d'apprendre la lecture sur les lèvres et nous recommandons à ceux qui la pratiquent, de ne pas regarder les lèvres de leur interlocuteur, *afin de faire travailler leurs oreilles et non leurs yeux*. Des conseils opposés nous paraissent illogiques et antiphysiologiques.

CHAPITRE XXIV

Statistiques

Il est extrêmemnt difficile de faire une statistique précise des succès obtenus. Il est aussi difficile de dire où commence le succès, qu'il est délicat d'établir où commence la surdité.

Nous classons généralement dans les succès, les cas de malades ayant obtenu pour l'une des mesures de l'ouïe une amélioration représentant environ dix fois la distance primitive. Ainsi, un malade entendant au début la voix haute à 0m50 devra désormais l'entendre à 5 mètres, pour que le cas soit jugé digne de figurer dans les succès. Lorsqu'au début le sujet entend à 2 mètres, nous n'en demandons pas autant, car notre appartement ne nous permet pas de prendre des mesures supérieures à 15 mètres. Nous classons toujours dans les résultats heureux les malades satisfaits, même si le traitement n'a pas décuplé l'état auditif, de même les sujets qui ont franchi une des zônes dont nous avons parlé au chap. XII.

Comme cause d'erreur, nous avons les patients qui se désespèrent au bout de quelques séances.

Comme nous le faisons remarquer, il faut une amélioration déjà assez considérable, cinq fois la distance primitive, (1) pour que le malade commence à s'apercevoir d'un résultat ; si au bout de 15 séances d'essai nous n'avons fait que doubler

---

(1) Nous avons vu chap. XII qu'un malade qui entend cinq fois plus loin entend en réalité 25 fois mieux puisque l'intensité d'un son ou si vous préférez, sa perception, décroit comme le carré de la distance.

ce n'est pas un insuccès ; si le malade au lieu de s'en tenir là, avait eu un peu de constance, rien ne prouve qu'il n'eut pas continué à ascensionner, lentement il est vrai mais sûrement.

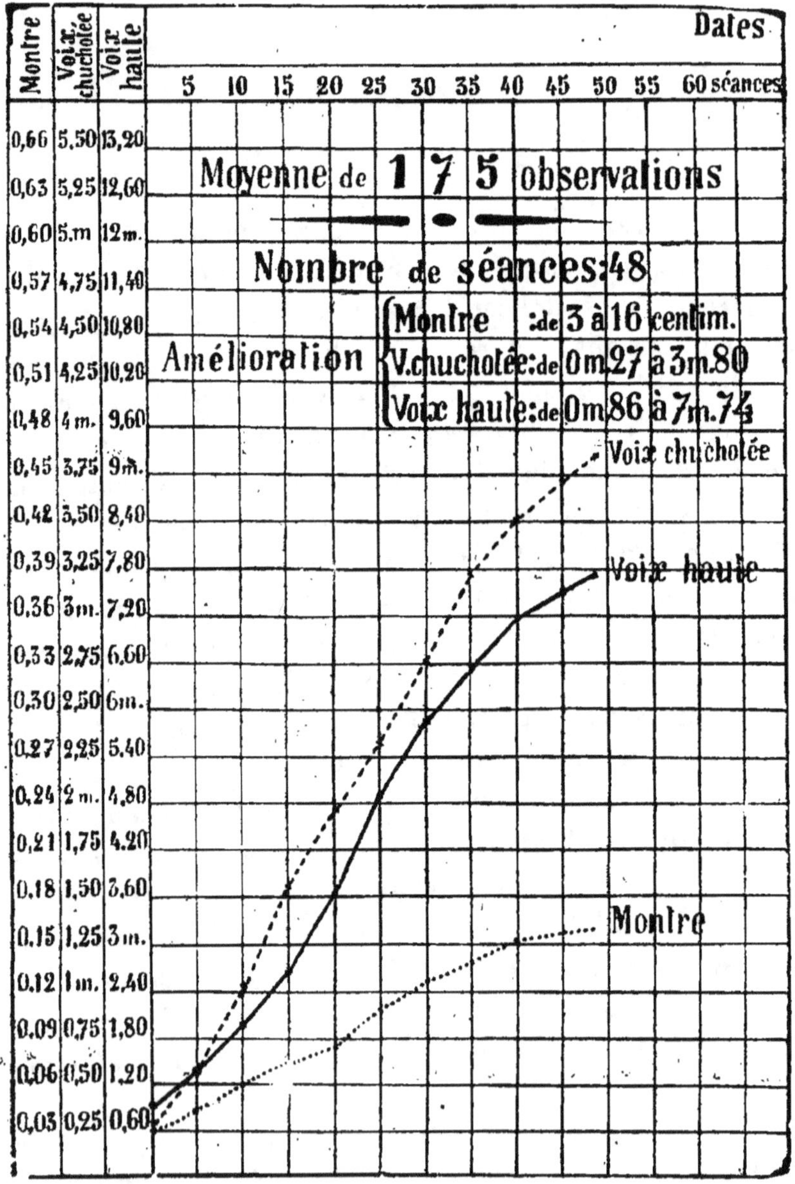

Fig. 16. — Moyenne de nos 175 premières observations.

Nous ne pouvons faire entrer en ligne de compte que les sourds ayant eu un peu de persévérance.

Voici notre statistique approximative portant sur 343 premiers cas.

	Succès	Demi-succès	Echecs
Scléroses de la caisse......	67 %	24 %	9 %
Scléroses mixtes tympano-labyrintiques	75 %	20 %	5 %
Labyrinthites.............	81 %	13 %	6 %
Scléroses cicatricielles.....	84 %	11 %	5 %

D'une façon grossière nous pouvons résumer ainsi nos observations :

Succès	75 %
Succès médiocres	20 %
Echecs absolus	5 %

Sur le graphique ci-joint, moyenne de nos 175 premières observations, l'on peut voir que l'amélioration porte beaucoup plus sur l'audition de la voix que sur celle de la montre ; c'est la conséquence de notre mode de traitement. Le nombre de séances a varié de 25 à 100, la moyenne est de 45 à une par jour.

Voici quelques autres statistiques émanant d'auristes qui se servent de notre instrumentation.

Le Dr Granat dans une communication au Comité médical des Bouches-du-Rhône accuse sur 25 cas, 6 insuccès dont 2 chez des sourds-muets, ce qui réduit à 4 le nombre des insuccès réels, car nous éliminons la surdi-mutité, soit 19 succès sur 23 cas.

Le Dr Humphris de Londres nous a écrit pour nous annoncer 50 % de succès, 33 % de demi-succès et 16 % d'insuccès.

Le Pr Lavrand, de Lille, a soigné 21 cas dont 1 sourd-muet et 1 sourd total que nous éliminons de la statistique ; restent 19 cas, sur lesquels il compte 13 améliorations, 5 légères améliorations et 1 insuccès. Ces améliorations, d'après lui, semblent persister mais il réserve son opinion sur ce sujet, ne pouvant encore préjuger de l'avenir, ce qui est une chose aussi naturelle que légitime.

Le Dr Desloges, de Montréal, nous a adressé les observations d'une dizaine de cas traités avec succès.

Le Pr Torrini, de Florence, rapporte au Congrès de Rome 1913, l'observation de 9 malades avec lesquels il a obtenu 6 succès, 2 demi-succès et 1 insuccès.

Le Dr Roure, de Valence, n'a eu qu'un insuccès sur 17 cas avec l'emploi du Kinésiphone (1). Nous devons à la vérité de dire que 3 ou 4 améliorations ne se sont pas maintenues.

Le Dr Royet, de Montluçon, accuse 12 améliorations sur 12 cas, un seul n'eut qu'une amélioration minime, il s'agissait d'un malade ayant des bourdonnements très violents.

Le Dr Félix Pause, de Dresde, déclare n'avoir eu qu'un insuccès ou deux sur 50 cas, mais il ajoute qu'il a eu soin d'appliquer en même temps le traitement général ou local nécessaire. Dans notre statistique au contraire, nous ne tenons compte que du résultat kinésiphonique puisque nous appliquons ce traitement lorsque les méthodes ordinaires ne donnent plus rien. Le Dr Pause est d'ailleurs tellement satisfait qu'il a demandé un 2me appareil, un an après le premier ; il employait auparavant une sirène à voyelles.

---

(1) Nous spécifions qu'il s'agit de l'emploi du Kinésiphone, car le Dr Roure a employé antérieurement l'appareil Zund-Burguet.

CHAPITRE XXV.

Conclusion.

Avant de conclure nous-même, nous laissons la parole à quelques médecins qui ont employé notre méthode.

Au Congrès espagnol d'oto-rhino-laryngologie de 1912 le Dr Benigno de Belausteguigoitia a dit : « Mon expérience personnelle, étayée sur les statistiques que je viens de présenter me donne la conviction que la méthode kinésiphonique comble une lacune thérapeutique. En résumé l'on peut dire qu'elle est indiquée dans tous les cas où les traitements locaux et généraux sont insuffisants ».

Le Dr Torrini, de Florence, conclut ainsi au Congrès italien d'otologie (Rome 1913) : « Je crois pouvoir retenir de mon expérimentation que le massage kinésiphonique, associé d'une façon rationnelle aux autres traitements, doit faire partie du bagage thérapeutique destiné à réveiller et à raviver l'activité affaiblie de l'organe auditif ».

Le Dr Suné y Medan, de Barcelone, écrit dans la Gazeta medica Cataluna d'avril 1914 : « L'appareil du Dr Maurice doit être considéré pour le moment comme un nouveau moyen d'aide puissante que nous avons sous la main à côté des autres traitements classiques plus ou moins efficaces pour combattre la surdité ».

Le Dr Lavrand, professeur à la Faculté catholique de Lille, a déclaré au Congrès français d'oto-rhino-laryngologie de 1913 : « Cette méthode constitue un réel progrès sur la thérapeutique actuelle et traditionnelle pour le traitement de la surdité progressive attribuée à l'oto-slérose ».

Au Comité médical des Bouches-du-Rhône (16 mai 1913) le Dr Granat n'hésite pas à annoncer : « Avec le Kinésiphone du Dr Maurice, nous avons en mains, un moyen efficace de donner au plus grand nombre de sourds, généralement abandonnés jusqu'ici comme incurables, la consolation de résultats heureux appréciables leur permettant de reprendre le goût et de participer à la vie de leurs semblables, ce dont par malheur ils sont retranchés depuis longtemps par leur infirmité ».

Dans l'Aurore médicale, N^o du 1er avril 1913, nous lisons sous la signature du Dr Raulin, ex-médecin des Hôpitaux du Hâvre : « A l'appui des résultats obtenus dans la surdité par le Kinésiphone du Dr Maurice, nous pouvons apporter l'appoint de notre expérience personnelle qui porte sur 60 cas environ ; les insuccès réels se réduisent à quelques unités ».

Le Dr Royet écrit dans le Centre Médical du 1er juillet 1913 : « La rééducation auditive est une nouvelle méthode appelée à rendre les plus grands services dans le traitement des surdités chroniques et progressives. Prévue par Urbantschitsch, améliorée par Rousselot, Natier, Marage, Zund-Burguet, elle paraît avoir été mise au point par le Dr Maurice avec son appareil, le Kinésiphone. »

Nous arrêterons ici les citations médicales.

Quelques-uns de nos lecteurs ont certainement compris ce qu'il y avait de normal et de physiologique dans la rééducation auditive et ce qu'on pouvait en attendre ; notre espoir ne sera pas déçu si nous avons pu faire quelques adeptes de plus.

La courte conclusion qui s'impose, c'est que l'otologie possède actuellement une arme puissante, de brillant avenir qui ne demande qu'à être bien maniée et bien appliquée.

Nous osons prétendre qu'il faut ignorer la question pour nier les résultats ou critiquer la méthode.

Pour se faire une opinion fermement assise, il faut pratiquer de nombreuses expériences et les suivre avec conscience.

Se baser sur un échec pour démolir un procédé, c'est faire preuve de mauvaise foi ; vanter un succès brillant pour crier victoire, c'est le propre d'un esprit aussi emballé qu'irréfléchi.

TABLE DES MATIÈRES

Travaux faits sur la même question

(Méthode kinésiphonique MAURICE)

Dr BELAUSTEGUIGOITIA. *Rééducaçion fisiologica del oïdo.* Communication au Congrès espagnol d'oto-rhino-laryng. Bilbao. Août, 1912.

Dr V. DELPHINO. *La sordera ỹ su tratamiento kinésifonico.* Gazzeta medica de Costa-Rica. N° 28. 1916.

Prof. G. GARBINI. *Primi résultati personali di cura della sordita progressiva par mezzo del massagio fonoïde coll'apparecchio del Dr Maurice.* Bulletino del Prof. Grazzi. Fasc. 10, anno XXXII, 1914.

Dr GRANAT. *Quelques résultats obtenus avec le kinésiphone du Dr Maurice.* Communication au Comité médical des Bouches-du-Rhône. 16 mai 1913.

Pr G. HOLMGREN. *Erfarenheter med Kinésiphone-Terapi enligt Maurice* — Nordisk Tidskrift för O. R. L. Tome I. 1916.

Dr HUMPHRIS. *The rééducation of the Powers of Hearing.* (En collaboration avec le Dr Maurice). Congrès médical de Brighton. 1913.

Dr LAVRAND. *Le massage phonoïde dans la surdité progressive.* Communication au Congrès français d'oto-rhino-laryng. Paris. 1913.

Dr MOREAUX. *Sur le mode d'action de la rééducation auditive dans le traitement de la surdité.* Société de Biologie de Nancy. 17 juin 1913.

Traitement de la surdité par la rééducation auditive (méthode kinésiphonique). Gazette médicale de Paris. 1913.

Dr RAULIN. *Rééducation auditive.* Aurore médicale. 1er Avril 1913.

Dr ROMME. Communication et présentation d'appareil à la Société médicale de Vilna (Russie). Déc. 1913.

Dr ROYET. *Surdité et rééducation auditive.* Centre médical et pharmaceutique. 1er juillet 1913.

Dr SUNE Y MEDAN. Communication à l'Académie et Laboratoire des Sciences médicales de Catalogne. 8 oct. 1913.

Résultados obtenidos por medio del « Kinésiphone Maurice » Gazeta medica Catalana — 15 avril 1914.

Dr TORRINI. Communication au Congrès italien d'oto-rhino-laryngologie. Rome. 9 nov. 1913,

Dr WOLFF. *Erfahrungen über Hörübungen mit dem Kinésiphone Maurice* — Verh. d. deutsch. otol. Ges. — Iéna 1914.

Travaux scientifiques du Dr Maurice.

Le pterygion. Son histoire, sa nature, son traitement rationnel, 1905.

La thiosinamine et la surdité. Bulletin officiel de la Société médicale dés Praticiens, 1908.

Hypertrophie de l'amygdale linguale. Journal de médecine, 1908.

Réflexes à point de départ tubaire. — Archives internationales de laryngologie, 1908.

Traitement des furoncles de l'oreille et nouveau furonculotome. Revue médicale, 1908.

Nouveau scarificateur et porte-caustique laryngien. L'Asepsie, 1909.

Fissure au pharynx. Archives internationales de laryngologie, 1909.

Note au sujet de l'élimination spontanée d'un calcul du canal de Warthon. (En collaboration avec le Dr Leullier). Bulletin des Sociétés d'arrondissement, 1909.

Nouvelle pince pour végétations adénoïdes. La Tribune médicale, 1909.

Méthode de traitement transcutané pour quelques affections du larynx. Bulletin de laryngologie, avril 1909.

Mastoïdite et trombo-phlébite du sinus latéral. Double opération. Guérison. Archives internationales de laryngologie, 1911.

Du rôle physiologique des fenêtres labyrinthiques et traitement de quelques formes de surdités. Bulletin de la Société médicale des Praticiens, décembre 1911.

Les surdités d'origine nasale et leur traitement rééducateur. Archives de médecine, avril 1912.

Rééducation de l'ouïe (avec 3 figures), Gazette des Hôpitaux, 10 septembre 1912.

Traitement de la surdité par la rééducation de l'ouïe : Monographie de 32 pages chez Maloine, 1912.

La surdité est-elle curable ? Le Médecin de Paris, 10 sept 1912.

Rééducation auditive. Hygiène, sept. 1912.

Behandlung des Taubheit. — Monatschrift für Ohrenheilkunde, janvier 1913.

Des exercices acoustiques comme moyen de réveiller le sens de l'ouïe. Travail de candidature (Société d'Electrothérapie), février 1913.

L'onde sonore, agent spécifique de la surdité. Gazette médicale de Paris, mars 1913.

Surdité et rééducation auditive. Le médecin de campagne, avril 1913.

Traitement de la surdité syphilitique. Revue d'Andrologie, mai 1913.

Surdez et reeducaco do Ouvido. Gazette médicale portugaise, juin 1913.

Surdité chronique et exercices acoustiques. Revue hebdomadaire du Dr Moure, avril 1913.

L'enfumage iodé en oto-rhino-laryngologie. Gazette médicale de Paris, 13 août 1913.

Traitemento della sordita per mezzo della reeducazione dell'udito. Mese Terapeutico, octobre 1913.

Sordera y reeducacion auditiva. Rovista de Medicina y Cirugia, octobre 1913.

Tratamiento de la sordera. Tribuna médica, novembre 1913.

Troubles dus à l'hypertrophie et aux varices de l'amygdale linguale. Gazette médicale de Paris, décembre 1913.

De la technique des exercices accoustiques. Gazette des Hôpitaux, décembre 1913.

En traitant les sourds on posséderait 2276 hommes de plus sous les drapeaux. Société médicale des Praticiens, janvier 1914.

Das muskalphänomen. Monatsshrift für ohrenhailkunde, anvier 1914.

Deux évidements pétro-mastoïdiens spontanés. La quinzaine thérapeutique, février 1914.

Présentation d'un appareil électrique. Société d'électrothérapie, février 1914.

Tratamentul Surzenel. Higiéna, Bucarest, mars 1914.

La question des amygdales. La clinique de Montréal, mars 1914.

Physiologie des fenêtres labyrinthiques. Archives internat. de laryngol. mars-avril 1914.

On doit incorporer et soigner au régiment les demi-sourds. Gazette médicale de Paris, avril 1914.

La grande chirurgie oto-rhinologique doit disparaître. Société médicale des Praticiens, mars 1914.

La diathermo-kinésiphonie ou rééducation auditive à chaud. Revue hebdomad. de laryng. 16 mai 1914.

Quelques réflexions sur dix observations de rééducation auditive. La clinique, de Montréal, juillet 1914.

L'enfumage iodé en oto-rhino-laryngologie. Journal des Praticiens, juillet 1914.

Démonstration expérimentale et clinique de la conduction sonore. Revue hebdom. de laryng. 15 février 1916.

Mesure de perception de deux bruits successifs. Revue hebdom. de laryng. 31 mars 1917.

La toux sèche, 4 figures. Journal des Praticiens, 5 juil. 1919.

Diathermie et oreille, 5 fig. Concours médical, 21 sept. 1919.

Rééducation thermique de l'ouïe. La médecine pratique, juillet 1920.

La rééducation auditive. Ses indications. Journal des Praticiens, 15 octobre 1921.

Les applications pratiques de la rééducation auditive. Communication à la soc. de méd. de Paris : 25 juin 21.

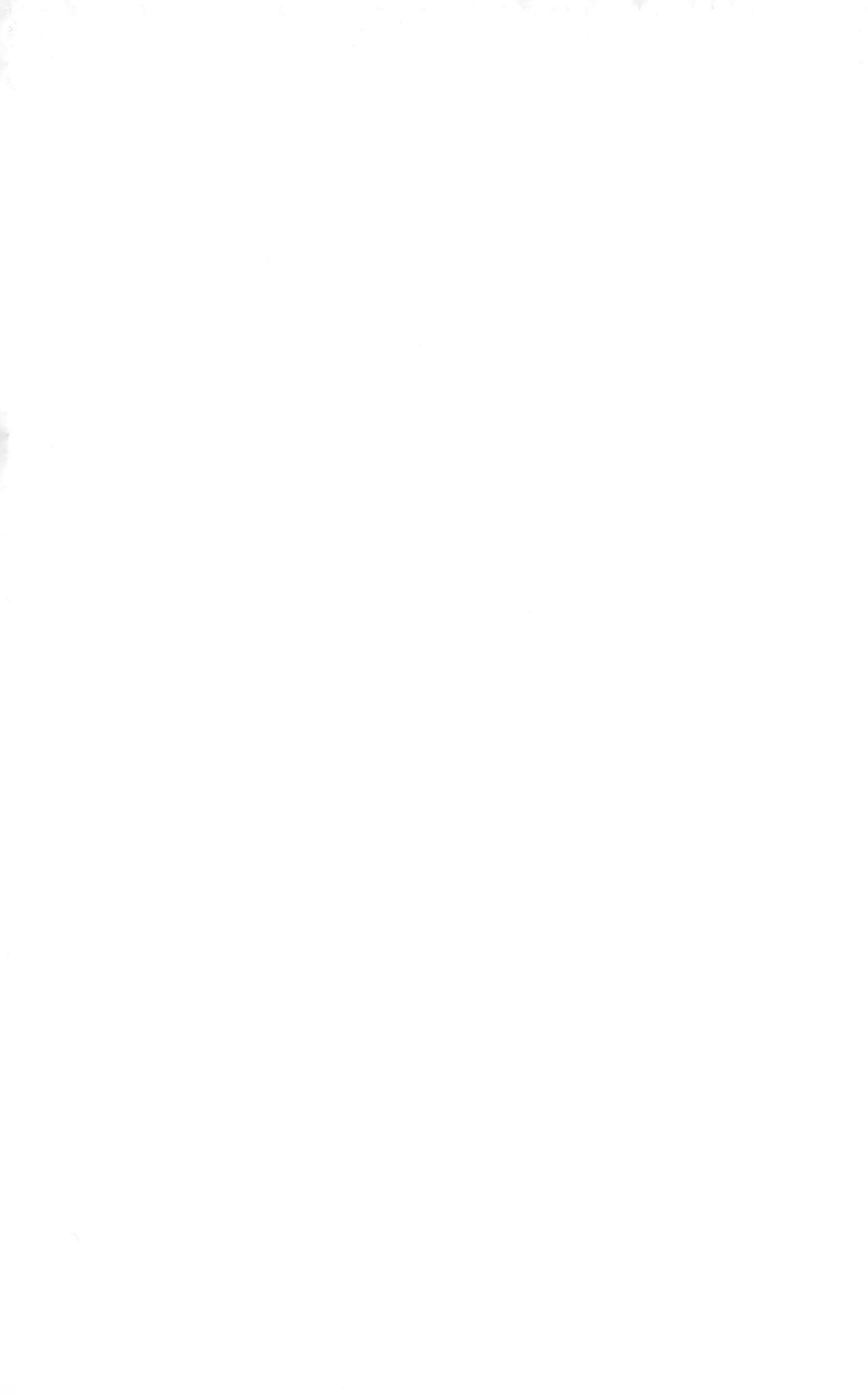